DAS DASH-DIÄT-KOCHBUCH FÜR JEDEN TAG

100 FRISCHE, GESUNDE UND LECKERE REZEPTE

OTTHILD HOFFMANN

INHALTSVERZEICHNIS

INHALTSVERZEICHNIS 3

EINLEITUNG 7

FRÜHSTÜCK 8

1. HERZGESUNDES MÜSLI 9
2. BLAUBEER-FRÜHSTÜCKSAUFLAUF 12
3. KNUSPRIGES MANDEL-GRANOLA 15
4. GRÜNER SAFT 18
5. GESUNDE HEIßE SCHOKOLADE 20
6. BLAUER UND GRÜNER SMOOTHIE 22
7. KÜRBIS-GEWÜRZ-SMOOTHIE 24
8. EIER IN SOßE 26
9. EIER IN NESTERN 29
10. FRITTATA MIT FETA UND GRÜNS 31
11. HAFERFLOCKEN BRULEE 34
12. ZESTY DEVILISH EGGS 37
13. GETOPPTE KÜRBISPFANNKUCHEN 40
14. KAROTTEN- UND KARTOFFELPFANNKUCHEN 43
15. HASCHISCHBECHER ZUM FRÜHSTÜCK 46
16. WRAP MIT BEEREN- UND MANDELFRÜCHTEN 49
17. KÄSE-GEMÜSE-FRITTATA 51
18. ZIMT-QUINOA MIT PFIRSICHEN 54
19. BALLASTSTOFFREICHES FRÜHSTÜCK. MÜSLI 57
20. KÜRBIS- UND HAFER-FRÜHSTÜCK 59

SNACKS UND VORSPEISEN 61

21. SCHWARZE BOHNEN-BROWNIE-HÄPPCHEN 62
22. KNUSPRIGE GRÜNKOHL-CHIPS 65
23. KNUSPRIG GERÖSTETE KICHERERBSEN 67
24. POPCORN VOM HERD 69
25. GESUNDE TRAIL-MISCHUNG 71
26. KOKOSNUSS-ENERGIEBÄLLCHEN 73

27. HÄHNCHEN- UND GEMÜSESPIEßE.. 75

28. GARNELEN MIT MAIS-SALSA 79

29. QUINOA GEFÜLLTE PAPRIKA 82

30. TÜRKEI GEFÜLLTE BOOTE 85

31. TACO SALATBECHER.. 89

32. CHERRY-TOMATEN-HÄPPCHEN 92

33. CHINESISCHE HÜHNERSALATBECHER 95

34. MANDEL-SNACK-MIX 98

35. KABELJAU CEVICHE 100

36. PAPRIKA BEIßT 103

37. GERÖSTETER ZWIEBEL-DIP 106

38. GESUNDE GEBACKENE TOMATEN 109

39. GEMÜSEROLLEN MIT GARNELEN 111

40. SÜßKARTOFFEL-NACHOS 116

HAUPTGÄNGE 119

41. LACHS IN PESTO 120

42. BOHNENBURGER 123

43. TILAPIA UND RATATOUILLE.. 126

44. CAPRESE-PESTO-HUHN 129

45. HERZHAFTER BLUMENKOHLREIS 132

46. KÄSIGE VEGETARISCHE QUESADILLAS 136

47. HÄHNCHEN- UND SÜßKARTOFFELKNÖDEL 139

48. CREMIG GEBACKENES HÄHNCHEN 143

49. AUBERGINEN- UND SPINAT-ROLLATINI 146

50. LINGUINE MIT WEIßEN BOHNEN.. 150

51. GRÜNKOHL-PESTO-NUDELN.. 153

52. LINSEN BOLOGNESE 156

53. GEBRATENES HÄHNCHEN UND TOMATEN 159

54. LACHS MIT SALSA 163

55. BLECHPFANNEN-FAJITAS.. 165

56. SPINAT-LASAGNE-LOCKEN 168

57. LACHS IN WALNUSSKRUSTE 172

58. ZUCCHINI-NUDELN MIT SAUCE 175

59. TOPF MIT GRÜNEN BOHNEN... 178

60. POMMES MIT HONIG-SENF... 182

SUPPEN UND SALATE 185

61. HÜHNERSALAT IN KOPFSALATBECHERN 186
62. KÜRBIS-BOHNEN-SUPPE 189
63. GEMÜSE UND FARRO 192
64. SÜßKARTOFFEL-KOKOS-SUPPE 195
65. CREMIGE BROKKOLISUPPE 199
66. GRÜNKOHLCREMESUPPE 202
67. QUINOA-RUCOLA-SALAT 204
68. GEMISCHTER GRÜNER SALAT MIT RÜBEN 206
69. ROSENKOHLSALAT 209
70. HERZFREUNDLICHE VEGETARISCHE PFANNENGERICHTE 213
71. BROKKOLI ANBRATEN 216
72. KNISTERNDER KRAUTSALAT 219
73. QUINOA, APFEL UND ROSINENSALAT 221
74. FARRO-SALAT MIT EDELERBSEN-PESTO 224
75. QUINOA-SALAT MIT KÄSE 227
76. RUCOLA-BIRNEN-SALAT 229
77. BUNTER GEMÜSESALAT 231
78. GAZPACHO-SALAT 233
79. MANGO, AVOCADO UND BOHNENSALAT 236
80. HÜHNER- UND QUINOASUPPE 239

NACHSPEISEN 242

81. MINIATUR-PEKANNUSS-TÖRTCHEN 243
82. GEGRILLTE PFIRSICHE MIT JOGHURT 245
83. WARMER APFELCHIP 248
84. BANANEN- UND BEERENPARFAITS 251
85. HEIDELBEER-PFIRSICH KNACKIG 253
86. KAKAO-HAARKUCHEN 256
87. HÜTTENKÄSE KÄSEKUCHEN 258
88. HAFER UND KÜRBISKUCHEN 260
89. STRUKTURIERTES BANANENEIS 263
90. MINI-BROWNIE-HÄPPCHEN 265
91. ERDBEERKEKS 268
92. MANDEL-APRIKOSEN-MAKRONEN 270

93. GEFROSTETER KAROTTENKUCHEN 273

94. ROSINENMUFFIN OHNE ÖL 277

95. BANANENKLEIE-MUFFINS 279

96. KÄSEKUCHEN-CUPCAKES 282

97. FLORENTINER SÜßKARTOFFELN 285

98. KAROTTEN-MUFFIN-TOPS 288

99. PFIRSICH DESSERTKUCHEN 291

100. HERZGESUNDER KAFFEEKUCHEN 293

FAZIT 296

EINLEITUNG

DASH steht für Dietary Approaches to Stop Hypertension. Die DASH-Diät ist ein gesunder Ernährungsplan zur Behandlung oder Vorbeugung von Bluthochdruck (Hypertonie).

Die DASH-Diät beinhaltet Lebensmittel, die reich an Kalium, Kalzium und Magnesium sind. Diese Nährstoffe helfen, den Blutdruck zu kontrollieren. Die Diät beschränkt Lebensmittel, die reich an Natrium, gesättigten Fettsäuren und zugesetztem Zucker sind.

Studien haben gezeigt, dass die DASH-Diät den Blutdruck in nur zwei Wochen senken kann. Die Diät kann auch den Cholesterinspiegel von Low-Density-Lipoprotein (LDL oder „schlechtes") Cholesterin im Blut senken. Hoher Blutdruck und hohe LDL-Cholesterinwerte sind zwei Hauptrisikofaktoren für Herzerkrankungen und Schlaganfall.

FRÜHSTÜCK

1. Herzgesundes Müsli

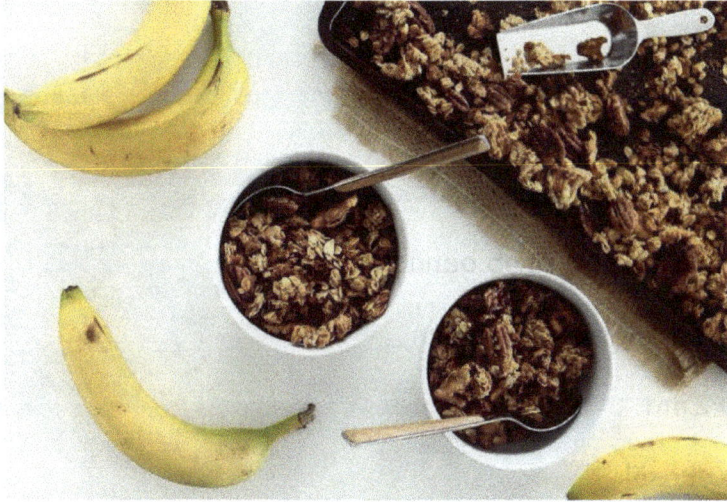

Ausbeute: 16 Portionen

Zutaten

- 3 Tassen Haferflocken
- 3/4 Tasse Walnüsse, grob gehackt
- 1/2 Tasse Pekannüsse, grob gehackt
- 1 Esslöffel gemahlene Leinsamen
- 2 Teelöffel Zimt
- 1/4 Tasse Kokosöl
- 1/3 Tasse reiner Ahornsirup
- 2 Teelöffel Vanilleextrakt
- 1 große reife Banane, püriert

Richtungen:

a) Den Ofen auf 350 Grad Fahrenheit vorheizen. Mit Pergamentpapier ein Backblech mit Rand auslegen.

b) Haferflocken, Walnüsse, Pekannüsse, Leinsamen und Zimt in einer großen Rührschüssel mischen. Aus der Gleichung entfernen.

c) In einem kleinen Topf bei schwacher Hitze Kokosöl, Ahornsirup und Vanilleessenz vermischen.

d) Erhitzen, bis das Kokosöl geschmolzen ist und die Zutaten gründlich vermischt sind. Die Pfanne vom Herd nehmen und die zerdrückte Banane hinzugeben.

e) Die Bananenmischung mit den Haferflocken in eine Rührschüssel geben und verquirlen. Verteilen Sie die Mischung auf dem Backblech in einer einzigen Schicht.

f) Ofen auf 350°F vorheizen und 25-30 Minuten backen, dabei einmal nach der Hälfte der Zeit wenden.

g) Lassen Sie es vollständig abkühlen, bevor Sie es in einem luftdichten Behälter aufbewahren.

h) Über Joghurt servieren oder als Snack zum Mitnehmen!

2. Blaubeer-Frühstücksauflauf

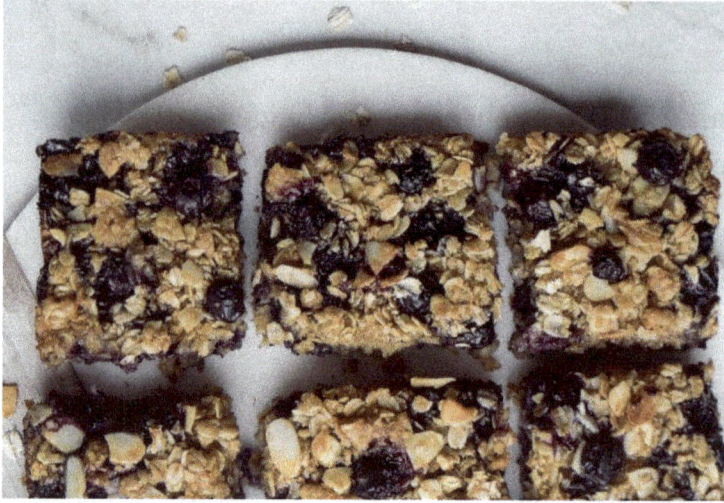

Ausbeute: 6 Portionen

Zutaten

- 6 Scheiben Vollkornbrot, altbacken oder ausgetrocknet

- 2 Eier, geschlagen

- 1 Tasse fettfreie Milch

- 1/4 Tasse brauner Zucker, geteilt

- Schale von 1 Zitrone, geteilt

- 2 Teelöffel Zimt, geteilt

- 2 1/2 Tassen Blaubeeren, geteilt

Richtungen:

a) Den Ofen auf 350 Grad Fahrenheit vorheizen. Fetten Sie mit Kochspray ein Muffinblech für 12 Tassen ein.

b) Das Brot würfeln und beiseite stellen. Eier, Milch und Zucker in einer großen Rührschüssel schaumig schlagen.

c) Fügen Sie 2 Esslöffel braunen Zucker, 1/2 Teelöffel Zimt und 1/2 Zitronenschale hinzu

d) Das Brot und 1 1/2 Tasse Blaubeeren in die Eimischung geben und schlagen, bis die Flüssigkeit größtenteils absorbiert ist. Muffinförmchen bis zur Hälfte mit dem Teig füllen.

e) Kombinieren Sie 1 Esslöffel braunen Zucker und 1 Teelöffel Zimt in einer kleinen Schüssel. Streuen Sie das Topping über die French Toast Cups. 20-22 Minuten garen, oder bis die Oberfläche gebräunt und der French Toast fertig ist.

f) In der Zwischenzeit die restlichen 1 Tasse Blaubeeren, Zitronenschale und 1 Esslöffel braunen Zucker in einen kleinen Topf geben und bei mittlerer Hitze 8-10 Minuten kochen, oder bis Flüssigkeit freigesetzt wird.

g) Heidelbeeren mit einem Kartoffelstampfer zerstampfen, bis sie die gewünschte Konsistenz erreicht haben.

h) Verwenden Sie die Blaubeermischung als Sirup, um sie über den gebackenen French Toast zu träufeln.

3. Knuspriges Mandel-Granola

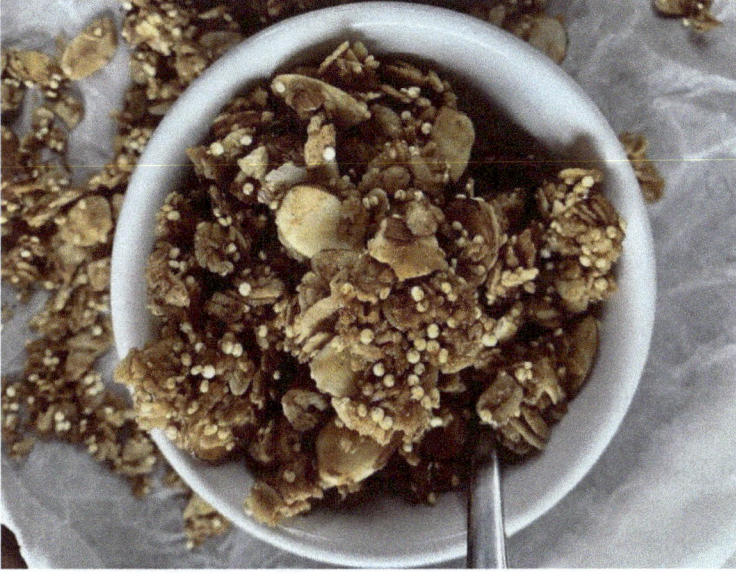

Ausbeute: 12 Portionen

Zutaten

- 1 1/2 Tassen Haferflocken

- 1/4 Tasse geschälte rohe Sonnenblumenkerne

- 1/4 Tasse gehobelte Mandeln

- 1/4 Tasse ungesüßte Kokosraspeln

- 1 Teelöffel Zimt

- 1/4 Tasse Honig

- 2 Esslöffel Pflanzenöl

- 2 Teelöffel Vanilleextrakt

- 1/4 Tasse Rosinen

Richtungen:

a) Den Ofen auf 325 Grad Fahrenheit vorheizen. Mit Pergamentpapier ein Backblech mit Rand auslegen.

b) Haferflocken, Sonnenblumenkerne, Mandeln, Kokosnuss und Zimt in einer großen Rührschüssel mischen.

c) Honig, Öl und Vanille unterrühren, bis alles gut vermischt ist.

d) Den Teig in einer Schicht auf dem Backblech verteilen. Backofen auf 350 ° F vorheizen und 20-30 Minuten backen oder bis sie leicht gebräunt sind.

e) Um sicherzustellen, dass die Mischung gleichmäßig gart und nicht anbrennt, rühre sie alle 5-7 Minuten um.

f) Das Backblech aus dem Ofen nehmen und das Granola vollständig abkühlen lassen.

g) Wenn das Müsli abgekühlt ist, die Rosinen hineingeben und als Topping für fettarmen Joghurt, Smoothie-Bowls oder Kompott servieren. Genießen!

4. Grüner Saft

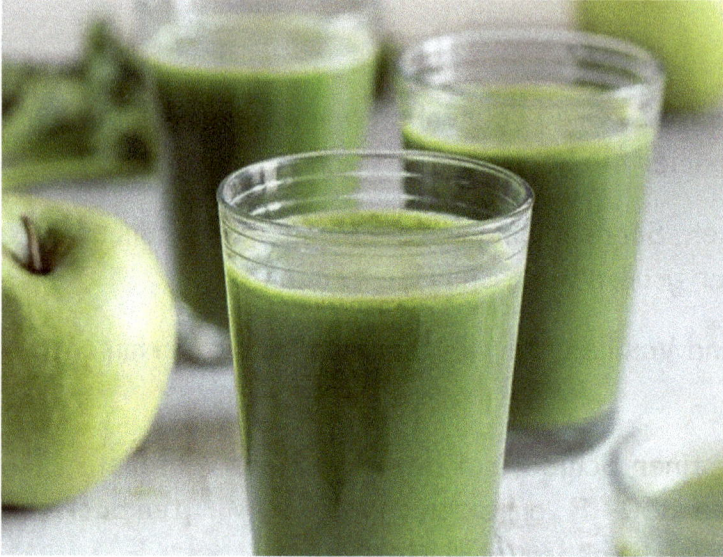

Ausbeute: 2 Portionen

Zutaten

- 3 Tassen Spinat (oder Grünkohl)

- 2 Tassen Wasser

- 1/2 Tasse Ananas, gewürfelt

- 1/2 Banane

- 1 Esslöffel gemahlene Leinsamen

- 1 Teelöffel geriebener frischer Ingwer

- Saft von 1/2 Zitrone

Richtungen:

a) In einem Mixer alle Zutaten mischen und glatt pürieren.

b) Sofort servieren und genießen!

5. Gesunde heiße Schokolade

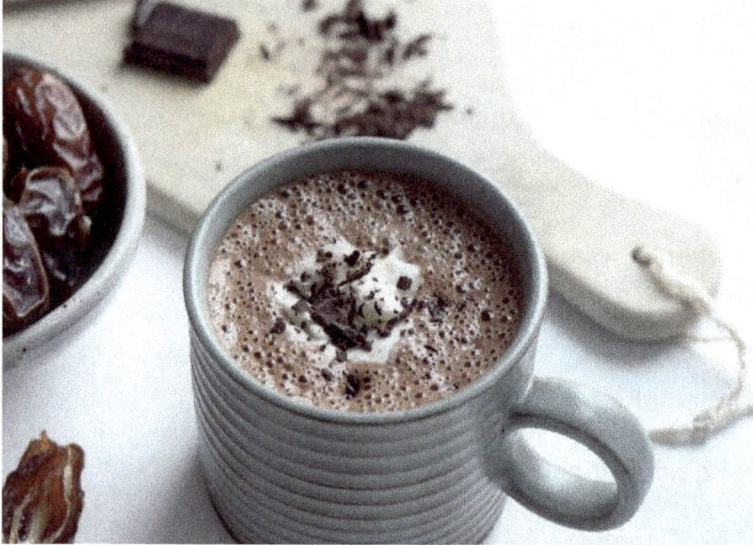

Ausbeute: 4 Portionen

Zutaten

- 4 Tassen Magermilch

- 2 Esslöffel ungesüßtes Kakaopulver

- 2 Esslöffel Honig

- 1 Teelöffel Vanilleextrakt

Richtungen:

a) In einem mittelgroßen Topf alle Zutaten mischen und bei mittlerer Hitze ständig rühren, bis die Milch dampft und gründlich erwärmt ist.

b) In vier Tassen schöpfen, servieren und genießen!

6. Blauer und grüner Smoothie

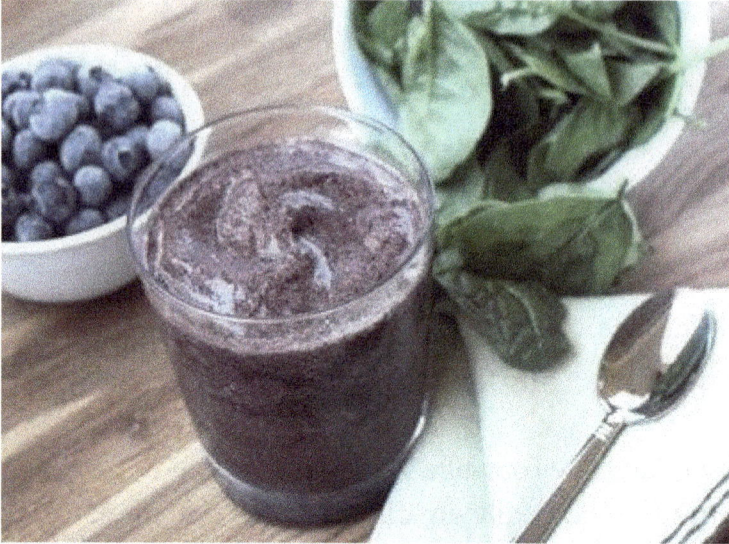

Ausbeute: 4 Portionen

Zutaten

- 1 Tasse gefrorene Blaubeeren

- 1 Tasse frischer Babyspinat

- 1 Banane

- 1 Tasse fettfreie Milch

- 1/2 Tasse mit Kalzium angereicherter Orangensaft

- 1 Esslöffel Honig (optional)

Richtungen:

a) In einem Mixer alle Zutaten mischen und glatt pürieren.

b) Servieren und genießen!

7. Kürbis-Gewürz-Smoothie

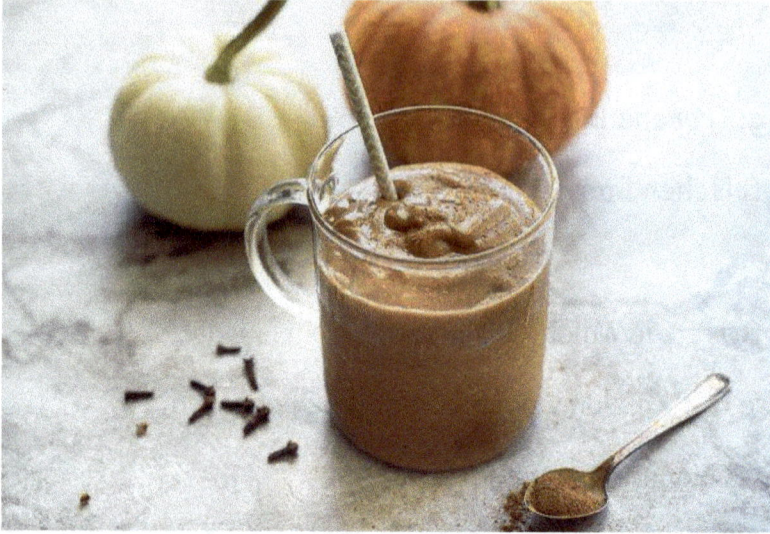

Ausbeute: 3 Portionen

Zutaten

- 1/2 Tasse pürierter Kürbis

- 1 Banane

- 1 1/2 Tassen ungesüßte Mandelmilch

- 1 Tasse Eis

- 1 Esslöffel Honig

- 1 Teelöffel Vanilleextrakt

- 1/4 Teelöffel Zimt

- 1/8 Teelöffel Muskatnuss

Richtungen:

a) In einem Mixer alle Zutaten zu einer glatten Masse pürieren.

b) Servieren und genießen!

8. Eier in Soße

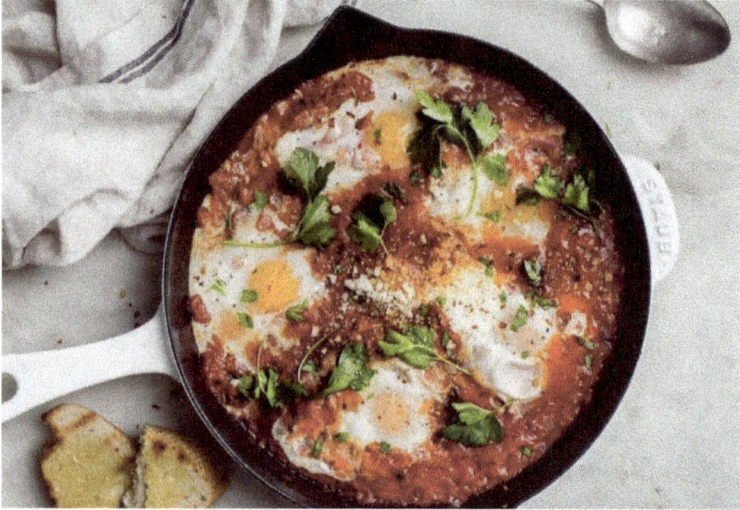

Ausbeute: 4 Portionen

Zutaten

- 1 Esslöffel Olivenöl

- 1/2 gelbe Zwiebel, gewürfelt

- 1 Esslöffel Tomatenmark

- 3 Teelöffel Paprika

- 3 Knoblauchzehen, gehackt

- 4 Scheiben geröstete rote Paprika, gewürfelt

- 1, 28-Unzen-Dose natriumarme zerdrückte Tomaten

- 1/8 Teelöffel Salz

- 3 Tassen frischer Spinat

- 1/4 Tasse frische Petersilie, gehackt

- 4 große Eier

- 2 Vollkorn-Pitas, getoastet

Richtungen:

a) In einer großen beschichteten Pfanne das Öl bei mittlerer Hitze erhitzen.

b) Die Zwiebeln hinzugeben und 2 Minuten köcheln lassen, oder bis sie etwas weicher sind. Kochen Sie für 30 Sekunden, nachdem Sie Tomatenmark, Paprika und Knoblauch hinzugefügt haben.

c) Paprika, Tomaten und Gewürze zugeben. Reduzieren Sie die Hitze auf eine niedrige Stufe, nachdem Sie sie zum Köcheln gebracht haben.

d) Unter gelegentlichem Rühren 30 Minuten kochen.

e) Den Spinat und die Hälfte der Petersilie hinzufügen und umrühren. Mit einem Holzlöffel vier Vertiefungen in die Tomatenmischung machen. Schlagen Sie ein Ei in jede der vier Vertiefungen, decken Sie es ab und kochen Sie es 8 Minuten lang oder bis das Eiweiß fest ist.

f) Zum Schluss die restliche Petersilie darüber streuen. Mit Fladenbrot zum Dippen servieren.

9. Eier in Nestern

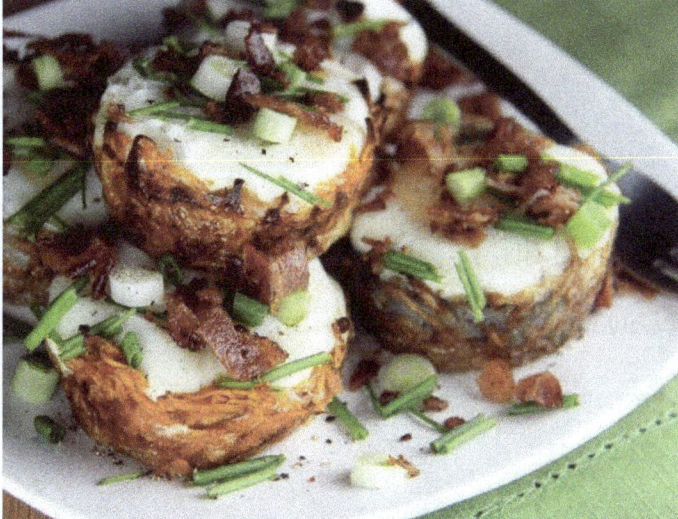

Ausbeute: 6 Portionen

Zutaten

- 1 Pfund Süßkartoffeln, geschält und zerkleinert

- 2 Esslöffel Olivenöl

- 1/4 Teelöffel Salz, geteilt

- 1/4 Teelöffel schwarzer Pfeffer, geteilt

- 12 große Eier

Richtungen:

a) Den Ofen auf 400 Grad Fahrenheit vorheizen.

b) In einer großen Pfanne das Olivenöl bei mittlerer Hitze erhitzen. Salz, Pfeffer, gewürfelte Süßkartoffeln

c) Kartoffeln weich kochen, ca. 5-6 Minuten. Vom Herd nehmen und beiseite stellen, bis es kühl genug zum Anfassen ist.

d) Drücken Sie in jede Muffinschale 1/4 Tasse gekochte Kartoffeln. Drücken Sie fest auf den Boden und die Seiten der Muffinform.

e) Die Kartoffeln mit Kochspray bestreichen und 5-10 Minuten backen oder bis die Seiten leicht gebräunt sind.

f) In jedes Süßkartoffelnest ein Ei aufschlagen und mit den restlichen 1/8 Teelöffel Salz und 1/8 Teelöffel Pfeffer würzen.

g) Backen Sie für 15-18 Minuten oder bis Eiweiß und Eigelb bis zum gewünschten Gargrad gekocht sind.

10. Frittata mit Feta und Grüns

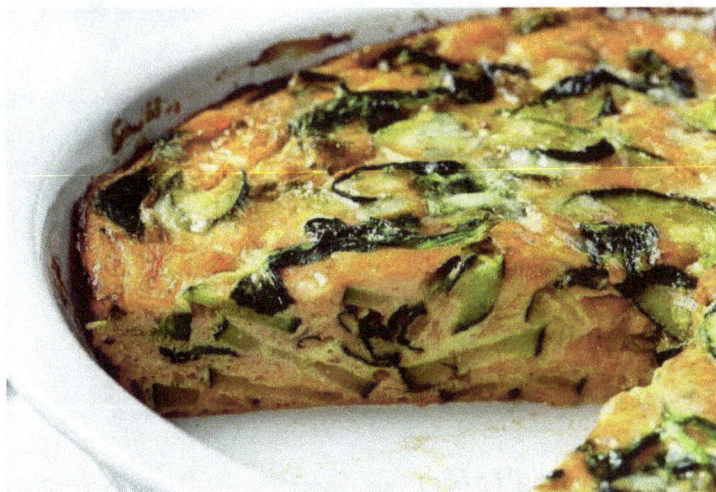

Ausbeute: 8 Portionen

Zutaten

- 1 Esslöffel Olivenöl

- 1 kleine gelbe Zwiebel, gewürfelt

- 2 Knoblauchzehen, gehackt

- 4 Tassen Mangold, in Streifen geschnitten

- 8 große Eier

- 1/4 Teelöffel schwarzer Pfeffer

- 1/2 Tasse fettreduzierter Feta-Käse, zerbröselt

- 2 Esslöffel frische Petersilie, gehackt

Richtungen:

- Den Ofen auf 350 Grad Fahrenheit vorheizen.

- Bei mittlerer Hitze eine große ofenfeste Pfanne erhitzen. Die Zwiebel 3-4 Minuten anbraten, oder bis sie weich ist.

- Weitere 3-4 Minuten garen, oder bis der Mangold zusammenfällt.

- In der Zwischenzeit Eier und schwarzen Pfeffer in einer großen Rührschüssel verquirlen.

- Die Gemüse-Zwiebel-Mischung mit den Eiern in einer Rührschüssel mischen. Den Feta-Käse in die Eimischung geben.

- Geben Sie die Eimischung in die ofenfeste Pfanne zurück und rühren Sie um, damit die Frittata nicht anhaftet.

- Ofen auf 350°F vorheizen und die Pfanne 15-18 Minuten backen oder bis die Eier fest sind.

- Aus dem Ofen nehmen, mit gehackter Petersilie bestreuen und 5 Minuten beiseite stellen, bevor sie in 8 Portionen geschnitten wird. Servieren und Spaß haben!

11. Haferflocken Brulee

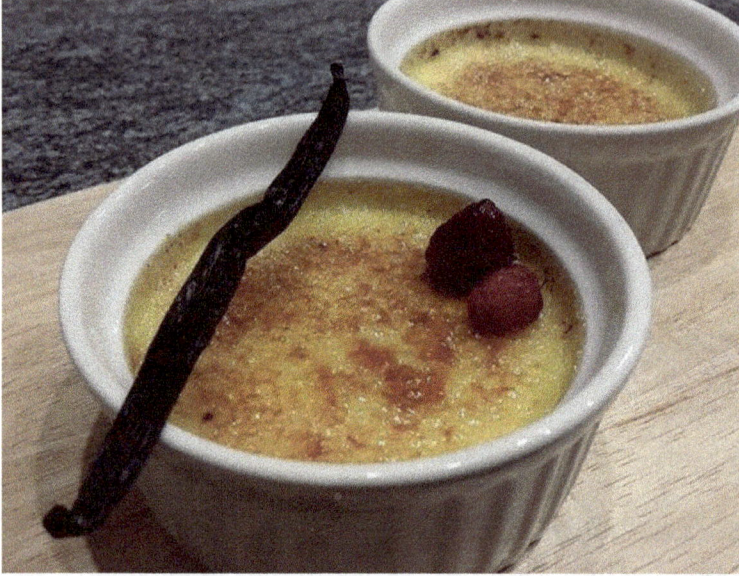

Ausbeute: 6 Portionen

Zutaten

- 3 1/4 Tassen fettfreie Milch

- 2 Tassen Haferflocken

- 1 Teelöffel Vanilleextrakt

- 1 Teelöffel Zimt

- 1 Tasse Himbeeren oder Beeren Ihrer Wahl

- 2 Esslöffel Walnüsse, gehackt

- 2 Esslöffel brauner Zucker

Richtungen:

a) Bringen Sie die Milch in einem mittelgroßen Topf zum Kochen, mischen Sie Haferflocken hinein, reduzieren Sie die Hitze auf niedrig und decken Sie sie 5 Minuten lang ab oder bis die gewünschte Konsistenz erreicht ist.

b) Vanille und Zimt hinzufügen und verrühren.

c) Ofen auf 350°F vorheizen und eine Muffinform mit 12 Muffinförmchen aus Folie auslegen. Jede Muffinform zur Hälfte mit Haferflocken füllen.

d) 15-20 Minuten kühl stellen.

e) Ofen vorheizen, um ihn nach dem Abkühlen auf hoher Stufe zu grillen.

f) Bedecke jede Haferflockentasse mit Beeren, Walnüssen und braunem Zucker.

g) 1 Minute grillen oder bis sie oben goldbraun sind. Nach Belieben mit weiteren Beeren toppen.

12. Zesty Devilish Eggs

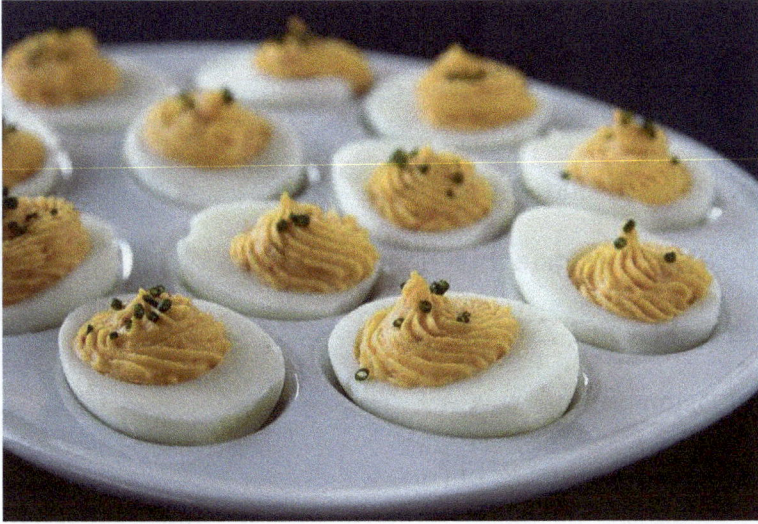

Ausbeute: 6 Portionen

Zutaten

- 6 große Eier

- 1 Avocado, halbiert und entkernt

- 1/3 Tasse fettfreier griechischer Joghurt

- Schale und Saft von 1 Zitrone

- 1 Esslöffel Dijon-Senf

- 1/4 Teelöffel schwarzer Pfeffer

- 1 Esslöffel gehackter Schnittlauch

Richtungen:

- In einem großen Topf die Eier aufschlagen und mit kaltem Wasser bedecken.

- Zum Kochen bringen, dann vom Herd nehmen. Lassen Sie die Eier 15 Minuten im Wasser in der Pfanne einweichen.

- Die Eier herausnehmen und zum Abkühlen beiseite stellen. Eier schälen und längs halbieren.

- Kombinieren Sie in einer Küchenmaschine 3 Eigelb. Bewahren Sie das restliche Eigelb für einen anderen Zweck auf oder entsorgen Sie es.

- Avocado, griechischen Joghurt, Zitronenschale und -saft, Dijon-Senf und schwarzen Pfeffer mit dem Eigelb in einer Küchenmaschine vermischen. Mischen Sie alles zusammen, bis es vollständig glatt ist.

- Legen Sie das Eiweiß auf eine Servierplatte und geben Sie die Eigelbmischung in einen Reißverschlussbeutel. Drücken Sie die Eigelbmischung in das Eiweiß, indem Sie eine der unteren Ecken abschneiden.

- Gehackten Schnittlauch über die gefüllten Eier streuen. Servieren und Spaß haben!

13. Getoppte Kürbispfannkuchen

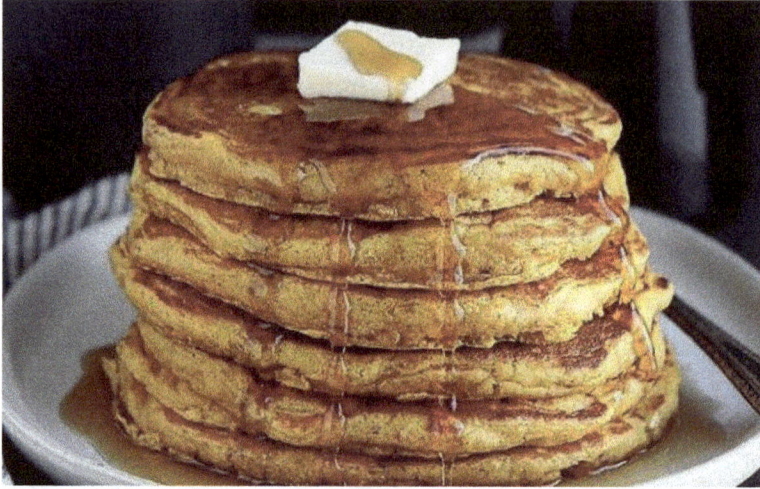

Ausbeute: 12 Portionen

Zutaten

- 1 1/2 Tassen fettfreie Milch

- 1 Tasse Kürbispüree aus der Dose

- 1 Ei

- 5 Esslöffel brauner Zucker, geteilt

- 2 Esslöffel Pflanzenöl

- 1 Teelöffel Vanilleextrakt

- 1 Tasse Vollkornmehl

- 1 Tasse Allzweckmehl

- 2 Esslöffel Backpulver

- 1 1/2 Teelöffel Zimt, geteilt

- 1 Teelöffel Piment

- 1/2 Teelöffel Muskatnuss

- 1/4 Teelöffel Salz

- 3 Äpfel, geschält und gewürfelt

Richtungen:

a) Kombinieren Sie Milch, Kürbis, Ei, 3 Esslöffel braunen Zucker, Öl und Vanille in einem großen Rührbecken.

b) Weizenmehl, Allzweckmehl, Backpulver, 1 Teelöffel Zimt, Piment, Muskatnuss und Salz in einer separaten Schüssel mischen.

c) Rühren Sie die Kürbismischung in die trockenen Zutaten, bis sie gerade eingearbeitet sind, und achten Sie darauf, nicht zu viel zu mischen.

d) In einem kleinen Topf 3 EL Wasser bei mittlerer Hitze erhitzen. Die Apfelwürfel mit den restlichen 2 Esslöffeln braunem Zucker und 1/2 Teelöffel Zimt unterheben. 8-12 Minuten erhitzen oder bis die Äpfel weich sind.

e) Die Äpfel vom Herd nehmen und mit einem Kartoffelstampfer oder einer Gabel zerdrücken, bis sich stückiges Apfelmus bildet. Aus der Gleichung entfernen.

f) In der Zwischenzeit eine beschichtete Pfanne oder Grillplatte mit Kochspray bestreichen und auf mittlere bis hohe Hitze erhitzen.

g) Gießen Sie 1/4 Tasse Pfannkuchenteig pro Pfannkuchen auf eine vorbereitete Pfanne oder Grillplatte.

h) Pfannkuchen sollten 2-3 Minuten pro Seite oder bis sie goldbraun sind, gegart werden.

i) Mit dem Apfelkompott servieren und genießen!

14. Karotten- und Kartoffelpfannkuchen

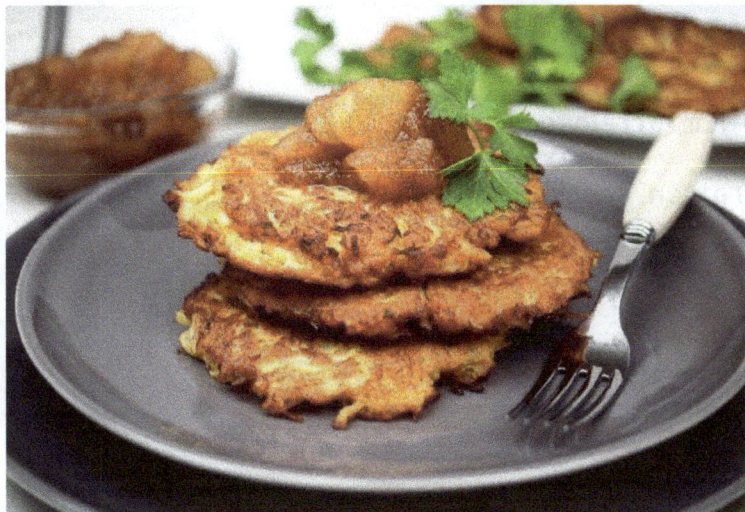

Ausbeute: 6 Portionen

Zutaten

- 2 große Rotkartoffeln, geschält

- 2 große Karotten, geschält

- 1 kleine gelbe Zwiebel, geschält

- 4 Eiweiß, geschlagen

- 3 Esslöffel Allzweckmehl

- 1 Teelöffel Backpulver

- Antihaft-Kochspray

- 3/4 Tasse ungesüßtes Apfelmus, optional

Richtungen:

a) Mit der großen Seite einer Kistenreibe die geschälten Kartoffeln, Karotten und Zwiebeln reiben.

b) Drücken Sie das überschüssige Wasser mit einem Papiertuch über der Spüle aus dem geriebenen Gemüse.

c) In einem großen Rührbecken das abgetropfte Gemüse mischen.

d) Kombinieren Sie die Kartoffelmischung mit dem geschlagenen Eiweiß.

e) Mehl, Backpulver und Salz mit der Kartoffelmasse verrühren.

f) Sprühen Sie eine beschichtete Pfanne mit Kochspray ein und erhitzen Sie sie bei mittlerer Hitze.

g) Lassen Sie 1/4 Tasse Kugeln der Kartoffelmischung auf die Grillplatte fallen und lassen Sie zwischen jedem Pfannkuchen einen Abstand von 1 Zoll. 3 Minuten im Ofen

h) Wenden und weitere 3 Minuten auf der anderen Seite braten, oder bis sie goldbraun sind. Wiederholen Sie dies mit dem Rest der Kartoffelmischung.

i) Dienen.

15. Haschischbecher zum Frühstück

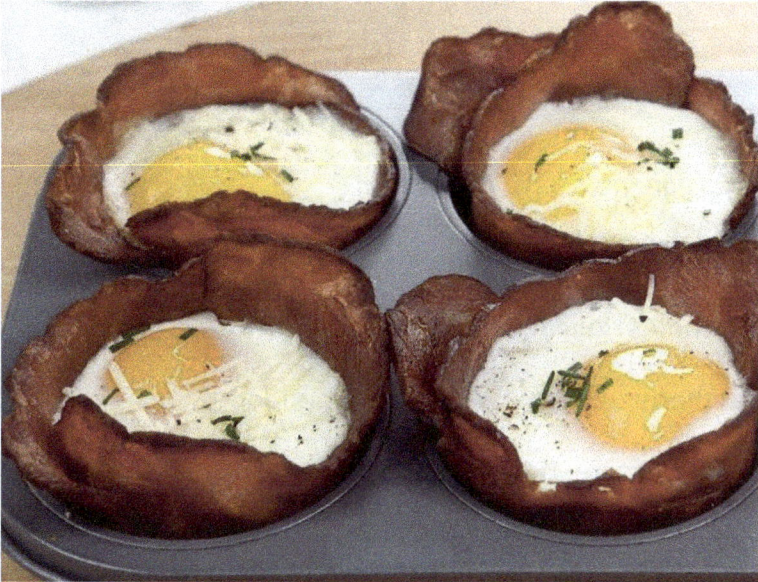

Portionen: 12

Zutaten

- Kochspray

- 3 Tassen gefrorene Rösti, aufgetaut

- 5 Scheiben Putenschinken

- 1 $\frac{1}{2}$ Tassen cholesterinarmer Ei-Ersatz

- 1 Tasse fettreduzierter geriebener Cheddar-Käse

- 3 Esslöffel fettfreie Margarine

- $\frac{1}{4}$ Tasse gehackte Zwiebel

- $\frac{1}{4}$ Tasse gehackte Paprika schwarzer Pfeffer

Richtungen

a) Den Ofen auf 400 Grad Fahrenheit vorheizen. Lassen Sie die Rösti vor der Verwendung auf Raumtemperatur kommen. Bereiten Sie eine Muffinform mit Kochspray vor.

b) Bereiten Sie den Speck vor. Vor dem Servieren abkühlen lassen.

c) Mischen Sie die Rösti, Salz und Pfeffer zusammen. 12 Muffinförmchen, gleichmäßig verteilt

d) 15 Minuten bei 400 Grad backen oder bis sie leicht gebräunt sind. Das Gericht aus dem Ofen nehmen.

e) In der Zwischenzeit Eier, Käse, Zwiebeln und Paprika verquirlen.

f) Schneiden Sie den Speck und legen Sie ihn auf die Rösti-Mischung in Muffinförmchen.

g) Eimasse gleichmäßig in Muffinförmchen verteilen. Ofen auf 350°F vorheizen und 13 bis 15 Minuten backen. Dienen.

16. Wrap mit Beeren- und Mandelfrüchten

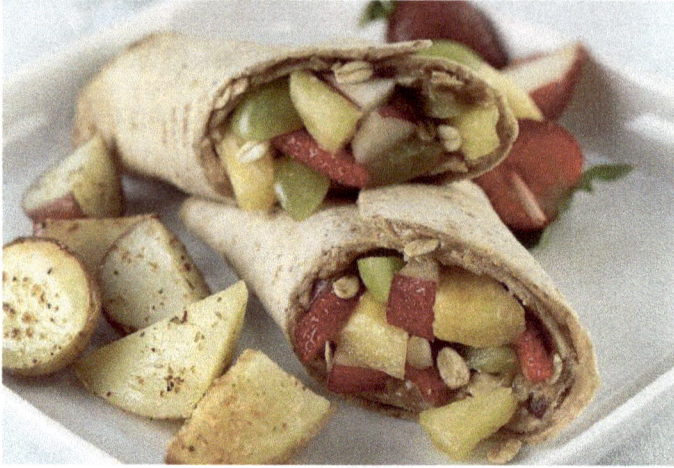

Portionen: 1

Zutaten

- 1 Tortilla, am besten Vollkorn

- 2 Teelöffel Erdbeerkonfitüre „nur Obst".

- 2 Esslöffel fettreduzierter Ricotta-Käse

- $\frac{1}{2}$ Tasse geschnittene frische Erdbeeren

- 2 Esslöffel gehobelte Mandeln, geröstet

Richtungen

a) Die Tortilla toasten und die Konfitüre darauf verteilen.

b) Ricotta-Käse darüber streuen.

c) Die geschnittenen Früchte vorsichtig darauf verteilen.

d) Mit gehobelten Mandeln obendrauf servieren.

e) Rollen Sie fest von einem Ende zum anderen.

f) In Folie wickeln, um das Essen zu erleichtern.

17. Käse-Gemüse-Frittata

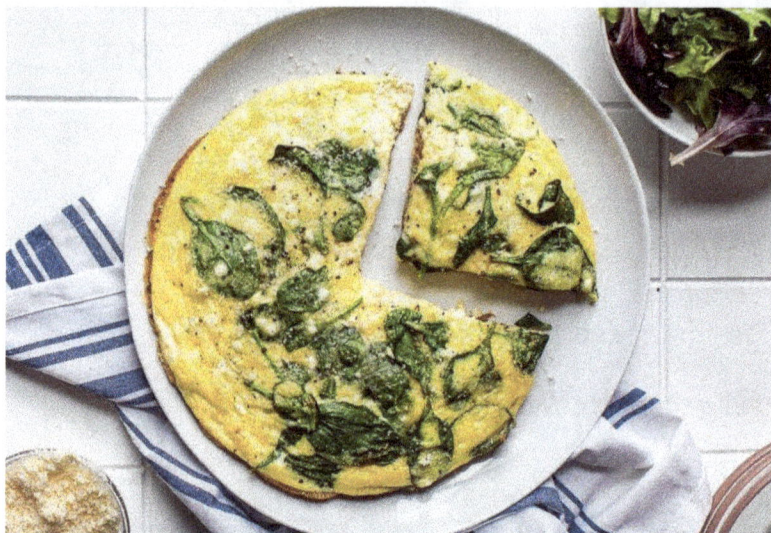

Portionen: 6

Zutaten

- 6 große Eier

- 2 Esslöffel Vollkornmehl

- 1 Teelöffel schwarzer Pfeffer

- 1 mittelgroße Zwiebel, in $\frac{1}{2}$-Zoll-Stücke geschnitten

- 1 Tasse frischer oder gefrorener Spinat, in $\frac{1}{2}$-Zoll-Stücke geschnitten

- 1 Tasse rote und/oder grüne Paprika, in $\frac{1}{2}$-Zoll-Stücke geschnitten

- 1 Tasse frische Champignons, in Scheiben geschnitten

- 1 Knoblauchzehe, fein gehackt

- 2 Esslöffel frische Basilikumblätter

- $\frac{1}{3}$ Tasse teilentrahmter Mozzarella-Käse, zerkleinert

- Kochspray

Richtungen

a) Heizen Sie den Ofen (herkömmlicher Ofen oder Toaster) zum Grillen vor.

b) Die Eier in einer großen Rührschüssel schaumig schlagen, dann das Vollkornmehl, den schwarzen Pfeffer und das Backpulver hinzufügen.

c) Eine schwere Pfanne mit ofenfestem Griff mit Kochspray bestreichen und bei mittlerer Hitze erhitzen.

d) Fügen Sie die Zwiebel hinzu und braten Sie sie an, bis sie weich ist, fügen Sie dann den Spinat, die Paprika und die Pilze hinzu und lassen Sie sie weitere 2-3 Minuten köcheln.

e) Kochen Sie für 1 Minute, nachdem Sie Knoblauch und Basilikum hinzugefügt haben. Damit die Dinge nicht anbrennen, rühre sie ständig um.

f) Gießen Sie die Eiermischung in die Pfanne und rühren Sie um, um das Gemüse einzuschließen.

g) 5-6 Minuten kochen lassen, oder bis die Eimischung auf der Unterseite fest geworden ist und oben fest zu werden beginnt.

h) Fügen Sie den geriebenen Käse hinzu und schieben Sie ihn vorsichtig mit der Rückseite des Löffels unter die Eier, damit er im Ofen nicht anbrennt.

i) Ofen vorheizen, um zu grillen und 3-4 Minuten backen, oder bis sie goldbraun und locker sind.

j) Aus der Pfanne nehmen und in 6 Portionen schneiden.

18. Zimt-Quinoa mit Pfirsichen

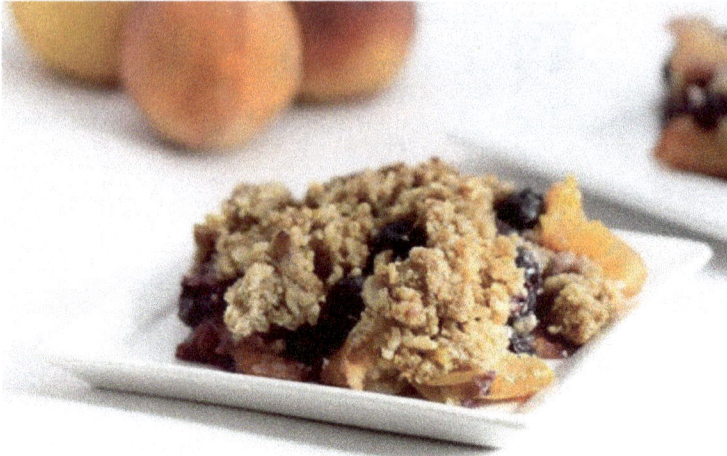

Portionen: 6

Zutaten

- Kochspray

- 2 ½ Tassen Wasser

- 1 Tasse ungekochter Quinoa, gespült, abgetropft

- ½ Teelöffel gemahlener Zimt

- 1 ½ Tassen fettfrei halb und halb

- ¼ Tasse Zucker

- 1½ Teelöffel Vanilleextrakt

- 2 Tassen gefrorene, ungesüßte Pfirsichscheiben

- ¼ Tasse gehackte Pekannüsse, trocken geröstet

Richtungen

a) Beschichten Sie die Innenseite eines runden oder ovalen Schongarers mit 3 bis 4 Litern leicht mit Kochspray. Füllen Sie den Behälter mit Wasser. Kombinieren Sie Quinoa und Zimt in einer Rührschüssel.

b) 2 Stunden auf niedriger Stufe oder 1 Stunde auf hoher Stufe kochen, oder bis das Wasser aufgesogen ist und die Quinoa weich ist.

c) Mischen Sie in einer separaten Schüssel die Hälfte und die Hälfte, den Zucker und die Vanilleessenz, bis sich der Zucker aufgelöst hat, kurz bevor Sie die Quinoa servieren.

d) Den Quinoa in Servierschüsseln schöpfen. Pfirsiche darüber geben. Kombinieren Sie die Hälfte und die Hälfte und gießen Sie es hinein.

19. Ballaststoffreiches Frühstück. Müsli

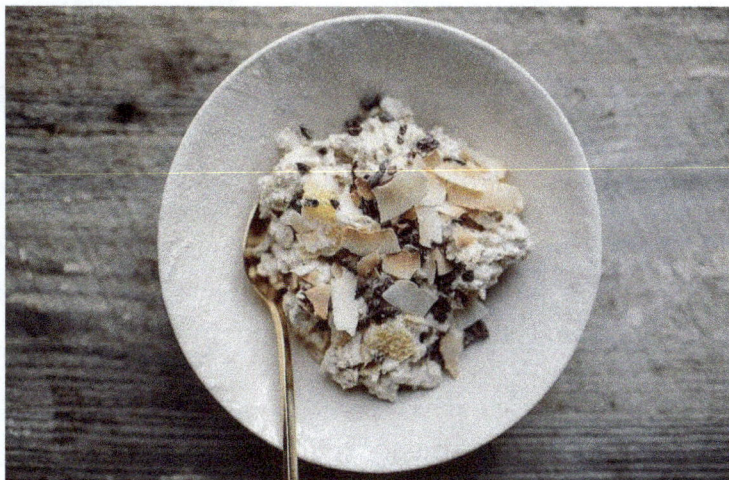

Portionen: 1

Zutaten

- $1\frac{1}{2}$ Tassen Haferflocken

- $1\frac{1}{2}$ Tassen Vollkornkleieflocken

- $\frac{1}{4}$ Tasse geschälte Sonnenblumenkerne

- $\frac{1}{4}$ Tasse gehackte Walnüsse, gehobelte Mandeln oder andere gehackte Nüsse, ungesalzen

- $\frac{1}{2}$ Tasse Rosinen ODER $\frac{1}{2}$ Tasse ungesüßte, getrocknete Preiselbeeren Magermilch ODER einfachen, fettfreien Joghurt zum Servieren

Richtungen

a) Haferflocken, Kleieflocken, Sonnenblumenkerne, Mandeln und Rosinen in einer mittelgroßen Rührschüssel oder einem Aufbewahrungsbeutel mischen. Zum Mischen alles zusammenrühren.

b) Bewahren Sie übrig gebliebenes Müsli in einem luftdichten Glas bei Raumtemperatur bis zu 1 Monat auf.

20. Kürbis- und Hafer-Frühstück

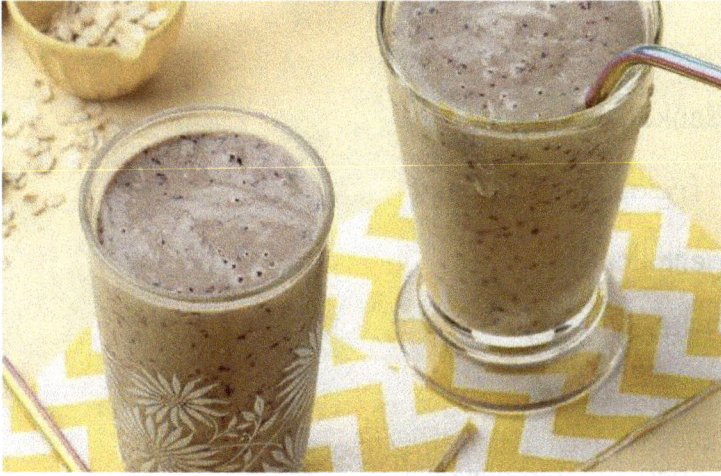

Portionen: 1

Zutaten

- ½ Tasse Dosenkürbis

- ⅓ Tasse fettfreier Naturjoghurt

- ⅓ Tasse Magermilch

- 2 Esslöffel Haferflocken

- 2 Esslöffel Honig

- ½ Teelöffel Kürbiskuchengewürz

- 3-4 Eiswürfel

Richtungen

a) Kürbis, Joghurt, Milch, Haferflocken, Honig, Kürbiskuchengewürz und Eiswürfel in einem Mixer mischen.

b) 1 Minute lang mixen oder bis es glatt und schaumig ist.

c) Ein Glas mit der Mischung füllen und servieren.

SNACKS und VORSPEISEN

21. Schwarze Bohnen-Brownie-Häppchen

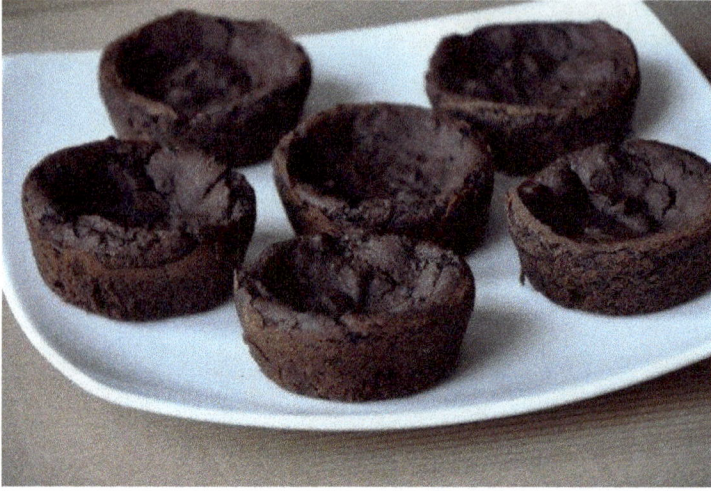

Ausbeute: 16 Portionen

Zutaten

- 3/4 Tasse natriumarme schwarze Bohnen, abgetropft

- 1/4 Tasse ungesüßtes Apfelmus

- 1/4 Tasse Rapsöl

- 2 große Eiweiße

- 1 großes Ei

- 1/2 Tasse verpackter brauner Zucker

- 1 Teelöffel Vanilleextrakt

- 1/4 Tasse ungesüßtes Kakaopulver

- 1/3 Tasse Vollkornmehl

- 1/2 Teelöffel Backpulver

- 1/2 Teelöffel Salz

- 1/2 Tasse halbsüße Schokoladenstückchen

Richtungen:

a) Den Ofen auf 350 Grad Fahrenheit vorheizen.

b) Schwarze Bohnen, Apfelmus und Rapsöl in einem Mixer glatt pürieren. Eiweiß, Ei, Zucker und Vanille in eine große Rührschüssel geben und verquirlen.

c) Kombinieren Sie Kakaopulver, Mehl, Backpulver und Salz in einem separaten Becken.

d) Die Mehlmischung in die schwarze Bohnenmischung einrühren, bis der Teig glatt ist. Schokoladenstückchen sollten eingeklappt werden.

e) Backofen auf 350 °F vorheizen und 20-25 Minuten backen oder bis ein in die Mitte eingesetztes Messer sauber herauskommt.

f) Lassen Sie es vollständig abkühlen, bevor Sie es in 16 Bissen schneiden und servieren!

22. Knusprige Grünkohl-Chips

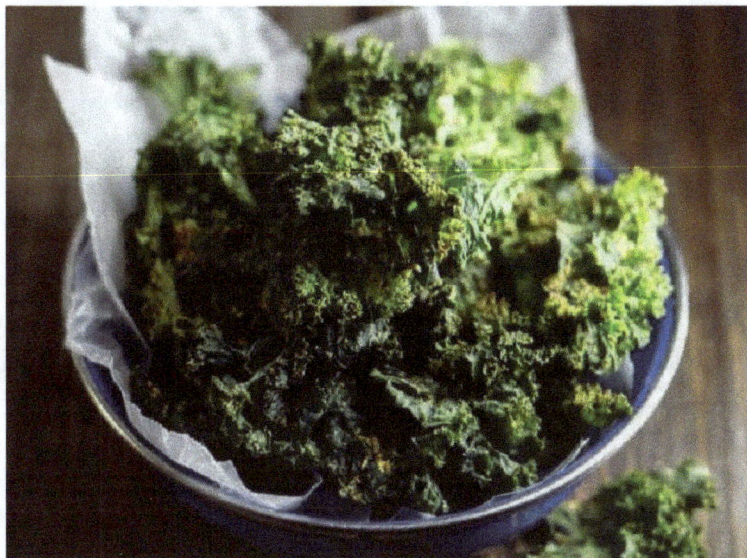

Ausbeute: 6 Portionen

Zutaten

- 1 Bund Grünkohl

- 2 Esslöffel Olivenöl

- 1/4 Teelöffel Salz

Richtungen:

a) Ofen auf 275 Grad Fahrenheit vorheizen.

b) Entfernen Sie die Stiele von jedem Grünkohlblatt und schneiden Sie die Blätter in kleine Stücke. In ein großes Mischbecken geben.

c) In einem geölten Backblech Grünkohl mit Olivenöl und Salz mischen.

d) 20 Minuten backen, dabei den Grünkohl nach der Hälfte der Zeit drehen.

e) Vor dem Servieren vollständig abkühlen lassen.

23. Knusprig geröstete Kichererbsen

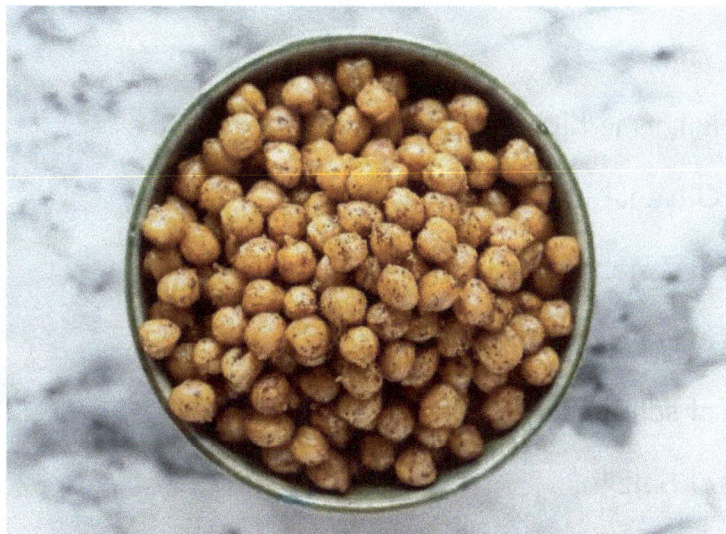

Ausbeute: 6 Portionen

Zutaten

- 1 Dose natriumarme Kichererbsen, abgetropft

- 1 Esslöffel Olivenöl

- 1/4 Teelöffel Zwiebelpulver

- 1/4 Teelöffel Paprika

- 1/4 Teelöffel schwarzer Pfeffer

- 1/8 Teelöffel Salz

Richtungen:

a) Heizen Sie den Ofen auf 450 Grad Fahrenheit vor.

b) Ein gefettetes Backblech beiseite stellen.

c) Die Kichererbsen abtropfen lassen und abspülen, dann gründlich mit einem sauberen Geschirrtuch oder Küchenpapier abtrocknen.

d) Kichererbsen und die restlichen Zutaten in einer großen Rührschüssel vermengen. Auf einem gefetteten Backblech gewürzte Kichererbsen in einer einzigen Schicht verteilen.

e) 30-40 Minuten braten, dabei alle 10 Minuten wenden, bis sie gebräunt und knusprig sind.

f) Geröstete Kichererbsen können warm oder bei Zimmertemperatur serviert werden.

24. Popcorn vom Herd

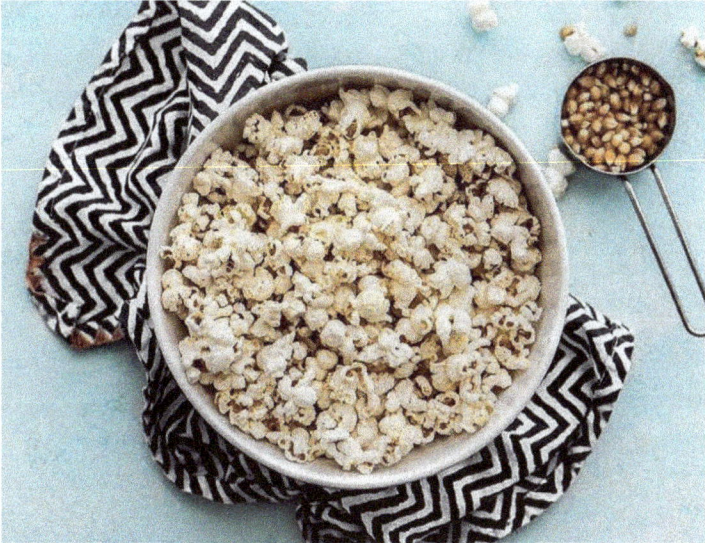

Ausbeute: 4 Portionen

Zutaten

- 2 Esslöffel Olivenöl

- 1/2 Tasse Popcornkerne

- 1/8 Teelöffel Salz

Richtungen:

a) Gießen Sie das Öl in einen großen Topf mit dicht schließendem Deckel. Schwenke den Topf, um das Öl gleichmäßig zu verteilen.

b) Verbreiten Sie die Popcornkerne in einer einzigen Schicht.

c) Reduzieren Sie die Hitze auf ein Minimum und decken Sie den Topf ab.

d) Zugedeckt etwa 5 Minuten garen, oder bis alle Körner aufgeplatzt sind und kein Knallgeräusch mehr zu hören ist.

e) Das Popcorn vom Feuer nehmen und leicht würzen. Servieren und Spaß haben!

25. Gesunde Trail-Mischung

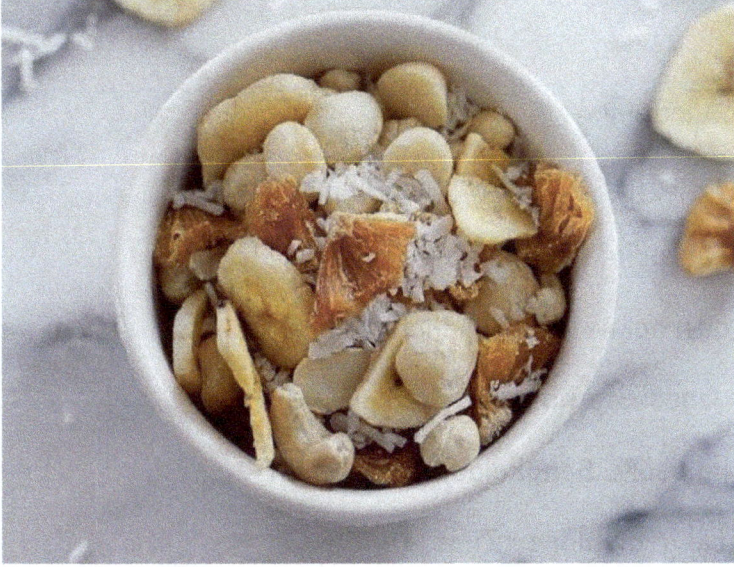

Ausbeute: 8 Portionen

Zutaten

- 1/2 Tasse Mandeln

- 1/2 Tasse rohe, geschälte Sonnenblumenkerne

- 1/4 Tasse getrocknete Aprikosen, gewürfelt

- 1/4 Tasse getrocknete Bananenchips

- 1/4 Tasse ungesüßte Kokosflocken

- 1/4 Tasse halbsüße Schokoladenstückchen

- 1/4 Teelöffel gemahlener Zimt

- 1/4 Teelöffel gemahlener Ingwer

Richtungen:

a) In einer großen Rührschüssel alle Zutaten mischen.

b) Teilen Sie für einen einfachen Snack zum Mitnehmen Studentenfutter in Portionen von 1/4 Tasse auf und bewahren Sie es in Beuteln mit Reißverschluss oder luftdichten Behältern auf.

26. Kokosnuss-Energiebällchen

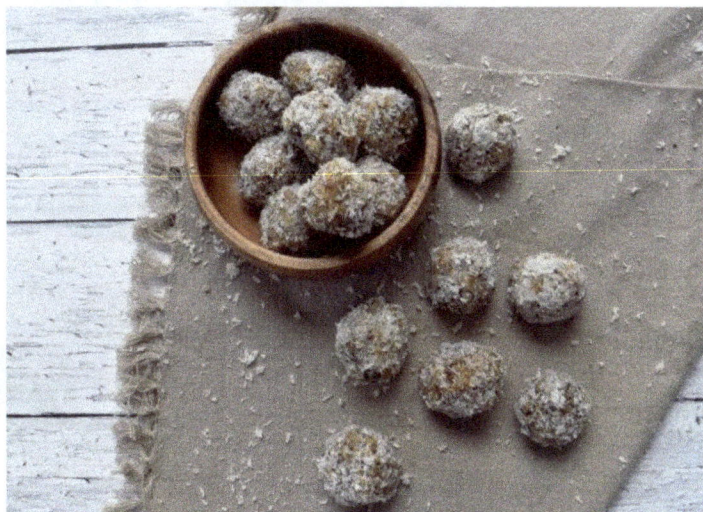

Ausbeute: 12 Portionen

Zutaten

- 1/3 Tasse Cashewnüsse

- 10 getrocknete Pflaumen

- 1/2 Tasse ungesüßte Kokosraspeln

- 1 Esslöffel Kokosöl

- 1 Esslöffel Wasser

Richtungen:

a) Cashewnüsse in einer Küchenmaschine 10 Sekunden lang pulsieren.

b) Mischen Sie in einer großen Rührschüssel Pflaumen, 1/4 Tasse Kokosflocken, 1 Esslöffel Kokosöl und Wasser.

c) Eine Minute lang verarbeiten oder bis sich die Mischung vermischt und keine großen Nüsse oder Datteln mehr übrig sind.

d) Mit einem Esslöffel 1 Esslöffel der Mischung herausschöpfen und zwischen den Handflächen zu einer Kugel rollen.

e) In eine Schüssel die restlichen Kokosraspeln geben und die Kugel darin rollen.

f) Legen Sie die Kugel auf eine Pfanne und kühlen Sie sie vor dem Servieren eine Stunde lang. Genießen!

27. Hähnchen- und Gemüsespieße

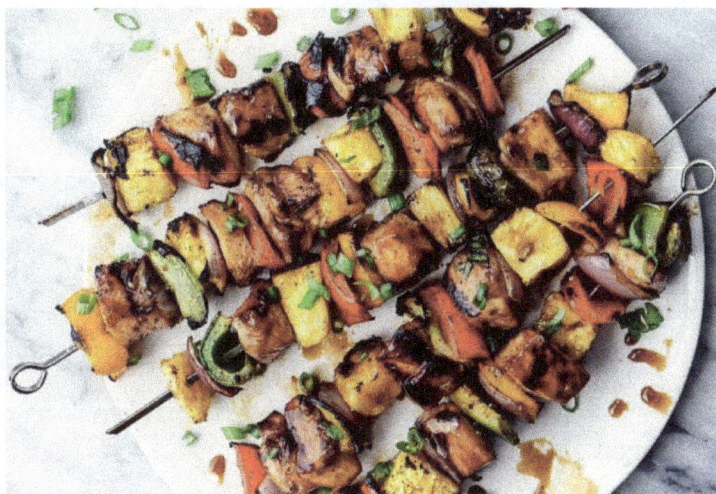

Ausbeute: 4 Portionen

Zutaten

- 8 Holzspieße

- 2 mittelgroße Hähnchenbrust ohne Knochen, ohne Haut, gewürfelt

- 1 grüne Paprika, groß gewürfelt

- 1 rote Paprika, groß gewürfelt

- 1 rote Zwiebel, groß gewürfelt

- 1 Teelöffel getrockneter Oregano

- 1/2 Teelöffel getrocknete Petersilie

- 1/2 Teelöffel getrockneter Thymian

- 1/2 Teelöffel getrockneter Rosmarin

- 1/4 Teelöffel Salz, geteilt

- 1/4 Teelöffel schwarzer Pfeffer, geteilt

- 1 kleine Gurke

- 1 Tasse fettfreier griechischer Joghurt

- 2 Knoblauchzehen, gehackt

- Saft von 1/2 Zitrone

- 1 Esslöffel frische Minze, gehackt

Richtungen:

a) Die Hähnchenwürfel auf 4 nasse Holzspieße stecken und beiseite stellen.

b) Auf den restlichen 4 Spießen abwechselnd Paprika und Zwiebeln färben und beiseite stellen.

c) Kombinieren Sie trockene Kräuter, 1/8 Teelöffel Salz und 1/8 Teelöffel Pfeffer in einer kleinen Rührschüssel. Hähnchen-Gemüse-Spieße mit der Kräutermischung würzen.

d) Heizen Sie die Grillpfanne oder den Außengrill auf mittlere bis hohe Hitze vor. Streiche die Pfanne mit Kochspray ein.

e) Legen Sie die Gemüsespieße auf den Grill und grillen Sie sie 15 Minuten lang, wobei Sie sie häufig wenden oder bis sie an den Rändern leicht gebräunt sind.

f) Hähnchenspieße etwa nach der Hälfte der Gemüsegarzeit dazugeben und 8 Minuten garen, dabei nach der Hälfte der Zeit wenden. Nimm die Spieße vom Grill und lege sie beiseite.

g) Machen Sie die Tzatziki-Sauce, während das Fleisch brät. Die Gurke längs halbieren und die Kerne mit einem Löffel herausschaben. Reiben Sie die Gurke auf einem Papiertuch.

h) Drücken Sie die Gurke aus, um überschüssiges Wasser zu entfernen.

i) Kombinieren Sie geriebene Gurke, griechischen Joghurt, Knoblauch, Zitronensaft, Minze und die restlichen 1/8 Teelöffel Salz und Pfeffer in einer mittelgroßen Rührschüssel.

j) Joghurtsauce zusammen mit Hähnchen- und Gemüsespießen servieren. Genießen!

28. Garnelen mit Mais-Salsa

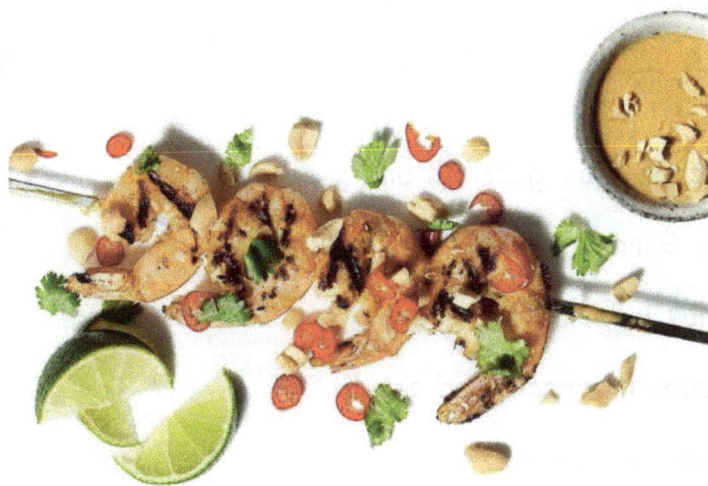

Ausbeute: 4 Portionen

Zutaten

- 4 Holzspieße

- 2 Ähren frischer Mais, geschält und geschält

- 16 große rohe Garnelen, geschält und entdarmt

- 1 Esslöffel plus 1 Teelöffel Olivenöl

- 4 Knoblauchzehen, gehackt und geteilt

- Schale und Saft von 1 Limette

- 1/8 Teelöffel Chilipulver

- 1/8 Teelöffel Paprika

- 1/16 Teelöffel Cayennepfeffer

- 1 Tasse natriumarme schwarze Bohnen

- 1 Tomate, gewürfelt

- 1/2 rote Paprika, gewürfelt

- 1/4 rote Zwiebel, gewürfelt

- 1/2 Jalapeño-Pfeffer, gehackt

- 2 Esslöffel gehackte Petersilie

- 1/8 Teelöffel Salz

- 1/8 Teelöffel schwarzer Pfeffer

Richtungen:

a) Eine Grillpfanne oder einen Außengrill auf mittlere bis hohe Hitze vorheizen.

b) Tragen Sie Antihaft-Kochspray auf die Pfanne auf.

c) Grille den Mais 20 Minuten lang und drehe ihn alle 5 Minuten, bis er weich ist. Vor dem Servieren abkühlen lassen. Nachdem der Mais abgekühlt ist, schneide ihn vom Kolben und gib ihn in eine große Rührschüssel.

d) In der Zwischenzeit 1 Teelöffel Olivenöl, 2 gehackte Knoblauchzehen, Limettenschale, Chilipulver, Paprika und Cayennepfeffer in einer mittelgroßen Rührschüssel verquirlen. Garnelen hinzugeben, schwenken und 15 Minuten marinieren lassen.

e) Bereiten Sie die Salsa zu, während die Garnelen marinieren. 1 Esslöffel Olivenöl, Limettensaft, schwarze Bohnen, Tomate, Paprika, rote Zwiebel, Jalapeño, Petersilie, Salz und Pfeffer in die große Schüssel mit Mais geben und mischen.

f) Die Salsa beiseite stellen, damit sich die Aromen vermischen können.

g) Setzen Sie 4 Garnelen auf jeden Spieß und grillen Sie sie 2 Minuten auf jeder Seite bei mittlerer Hitze oder bis die Garnelen undurchsichtig und durchgegart sind.

h) Genießen Sie die Garnelenspieße mit Salsa!

29. Quinoa gefüllte Paprika

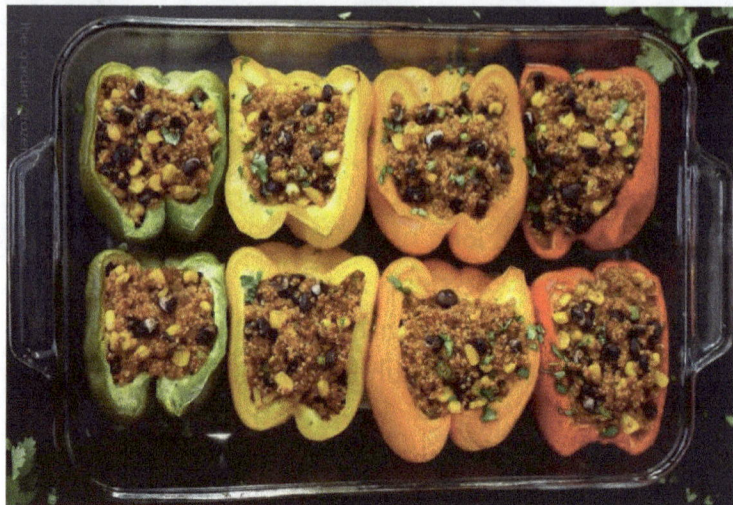

Ausbeute: 4 Portionen

Zutaten

- 1 Tasse Quinoa

- 1 Esslöffel Olivenöl

- 1 gelbe Zwiebel, gewürfelt

- 2 Knoblauchzehen, gehackt

- 1 Tasse natriumarme schwarze Bohnen, abgetropft und gespült

- 1 Tasse gefrorene Tasse, aufgetaut

- 4 Tassen Babyspinat

- 1/8 Teelöffel schwarzer Pfeffer

- 1/8 Teelöffel Chilipulver

- 1/8 Teelöffel Paprika

- 1/16 Teelöffel Cayennepfeffer

- 1/2 Tasse fettarmer geriebener Cheddar-Käse, geteilt

- 4 Paprika

Richtungen:

a) Heizen Sie den Ofen auf 425 Grad Fahrenheit vor.

b) Befolgen Sie die Verpackungsrichtlinien zum Kochen von Quinoa.

c) In einer großen Bratpfanne das Öl bei mittlerer Hitze erhitzen. Kochen Sie für 4-5 Minuten oder bis die Zwiebel weich ist.

d) Knoblauch, schwarze Bohnen, Mais und Spinat hinzugeben und köcheln lassen, bis der Spinat zusammengefallen ist. Mit Salz, Pfeffer, Chilipulver, Paprikapulver und Cayennepfeffer würzen.

e) Kombinieren Sie Quinoa, gekochtes Gemüse und 1/4 Tasse Cheddar-Käse in einem großen Rührbecken.

f) Paprika mit Quinoa-Mischung füllen und aufrecht in eine vorbereitete Auflaufform stellen.

g) Paprika mit Folie und dem restlichen 1/4 Tasse Käse abdecken.

h) 15 Minuten backen, dann die Folie entfernen und 1-2 Minuten grillen, bis der Käse geschmolzen ist.

30. Türkei gefüllte Boote

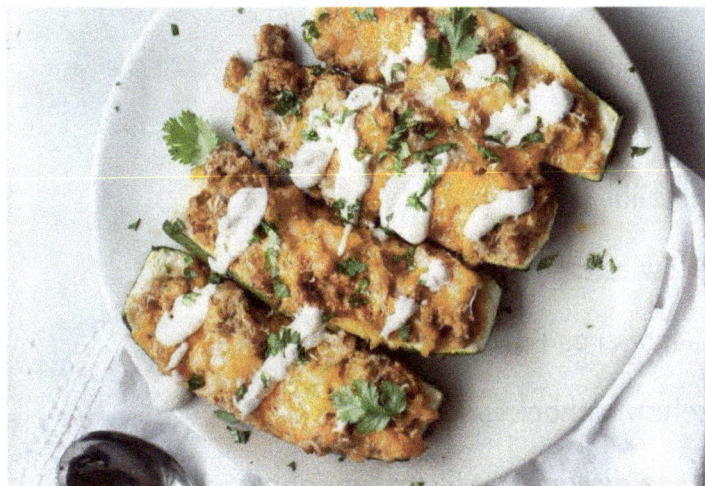

Ausbeute: 4 Portionen

Zutaten

- 4 kleine Zucchini

- 1 Esslöffel Olivenöl

- 1 kleine gelbe Zwiebel, gewürfelt

- 8 Unzen 93 % mageres Putenhackfleisch

- 2 Knoblauchzehen, gehackt

- 14,5-Unzen-Dose gewürfelte Tomaten (ohne Salz)

- 1/4 Teelöffel rote Paprikaflocken

- 4 Tassen Spinat, grob gehackt

- 1/4 Tasse Panko Paniermehl

- 1/4 Tasse geriebener Parmesankäse

- 2 Esslöffel frische Petersilie, gehackt

Richtungen:

a) Den Ofen auf 400 Grad Fahrenheit vorheizen. Beschichten Sie eine 13 x 9-Zoll-Auflaufform mit Antihaft-Kochspray.

b) Die Zucchini der Länge nach halbieren und mit einem Löffel die Kerne und einen Teil des Fruchtfleischs aushöhlen, sodass eine Schicht Fruchtfleisch in der Zucchini verbleibt. Die grob gehackten Zucchinisamen und das Fruchtfleisch beiseite legen.

c) Die Zucchinihälften in die vorbereitete Auflaufform legen.

d) In einer großen Bratpfanne das Öl bei mittlerer Hitze erhitzen. Kochen Sie für 3-4 Minuten oder bis die Zwiebeln weich sind. 4–5 Minuten garen, bis das Putenhackfleisch, das Zucchinifleisch und der Knoblauch nicht mehr rosa sind.

e) Die Putenmischung mit gehackten Tomaten, schwarzem Pfeffer und roten Paprikaflocken (falls verwendet) köcheln lassen.

f) Köcheln lassen, bis die Sauce etwas eingedickt ist.

g) Fügen Sie den Spinat hinzu und lassen Sie ihn weitere 2 Minuten köcheln, oder bis er zusammengefallen ist.

h) In der Zwischenzeit Semmelbrösel, Parmesan und Petersilie in einer kleinen Schüssel mischen.

i) Die Puten-Gemüse-Mischung gleichmäßig auf die Zucchinihälften verteilen. Mit der Semmelbröselmischung jede Zucchinihälfte bestreichen.

j) 20 Minuten backen oder bis sie oben goldbraun sind. Mit einem knackigen grünen Salat servieren, um die Mahlzeit abzurunden.

31. Taco Salatbecher

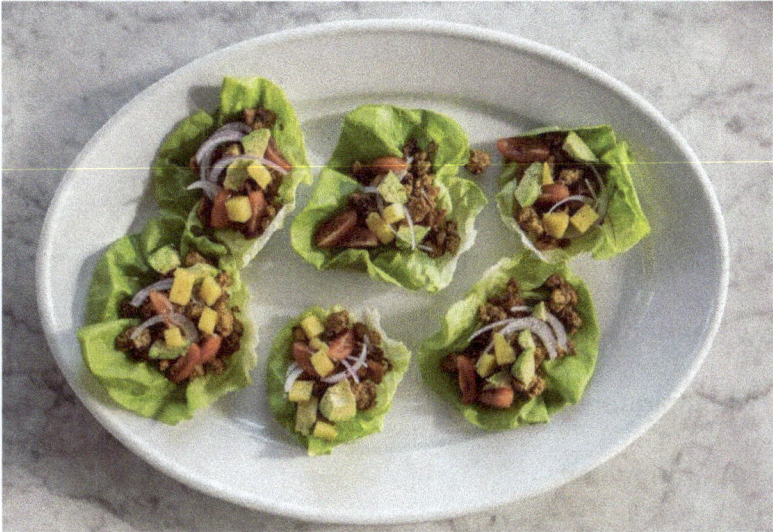

Ausbeute: 6 Portionen

Zutaten

- 1 Esslöffel Olivenöl

- 1 kleine gelbe Zwiebel, gewürfelt

- 8 Unzen 93 % mageres Putenhackfleisch

- 2 Knoblauchzehen, gehackt

- 8 Unzen Champignons, gewürfelt

- 2 Esslöffel Chilipulver

- 1 Esslöffel Kreuzkümmel

- 2 Teelöffel Maisstärke

- 1 1/2 Teelöffel Paprika

- 1/2 Teelöffel Salz

- 1/4 Teelöffel Cayennepfeffer

- 2/3 Tasse Wasser

- 12 Blätter Salat

Richtungen:

a) In einer großen Bratpfanne das Öl bei mittlerer Hitze erhitzen. Kochen Sie für 3-4 Minuten oder bis die Zwiebeln weich sind. Kochen Sie für 4-5 Minuten oder bis das Putenhackfleisch nicht mehr rosa ist.

b) Fügen Sie die gewürfelten Pilze hinzu und lassen Sie sie weitere 2-3 Minuten köcheln, oder bis sie weich sind.

c) Kombinieren Sie Chilipulver, Kreuzkümmel, Maisstärke, Paprika, Salz und Cayennepfeffer in einer kleinen Schüssel.

d) Die Gewürzmischung und das Wasser in die Pfanne geben, sobald die Pilze weich sind, und zum Kochen bringen. Weitere 2-3 Minuten kochen, oder bis die Flüssigkeit eingedickt ist.

e) Taco-Mischung in Salatblätter geben und mit den gewünschten Toppings belegen. Servieren und Spaß haben!

32. Cherry-Tomaten-Häppchen

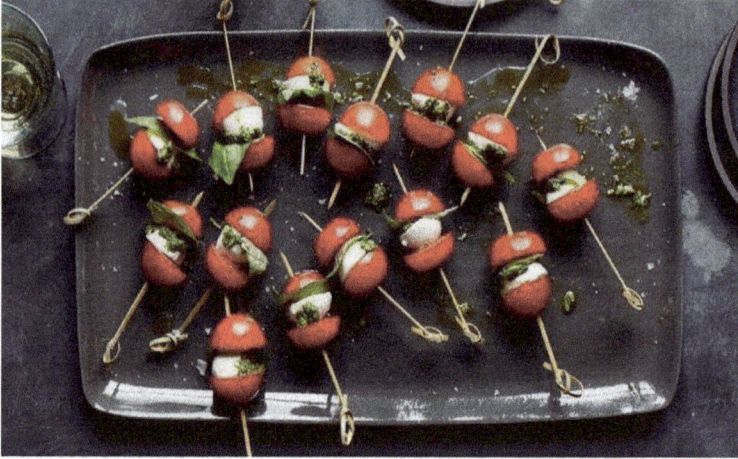

Ausbeute: 15 Portionen

Zutaten

- 30 Kirschtomaten

- 1 Tasse verpackte Basilikumblätter

- 2 Esslöffel rohe Sonnenblumenkerne

- 1/4 Tasse geriebener Parmesankäse, geteilt

- 1 Knoblauchzehe, gehackt

- 1/8 Teelöffel Salz

- 1/8 Teelöffel schwarzer Pfeffer

- 1/4 Tasse Olivenöl

Richtungen:

a) Den Ofen auf 350 Grad Fahrenheit vorheizen. Verwenden Sie Folie oder Pergamentpapier, um ein Backblech auszulegen.

b) Schneiden Sie die Oberseite jeder Tomate ab und schöpfen Sie die Kerne und das Fruchtfleisch mit einem Schälmesser oder einem kleinen Löffel heraus. Tomaten mit der Schnittfläche nach oben auf eine Auflaufform legen.

c) Um der Tomate zu helfen, stellen Sie sich aufrecht hin und schneiden Sie ein kleines Stück von der Unterseite ab.

d) Pesto zubereiten: In einer Küchenmaschine Basilikumblätter, Sonnenblumenkerne, 2 Esslöffel Parmesankäse, Knoblauch, Salz und Pfeffer mischen.

e) Pulsieren, bis alles gut vermischt ist. Während die Küchenmaschine arbeitet, das Olivenöl langsam hineintropfen lassen, bis die Soße glatt ist.

f) Die Pesto-Sauce gleichmäßig auf die Tomaten verteilen. Über die Tomaten die restlichen 2 Esslöffel Parmesan streuen.

g) Ofen auf 350°F vorheizen und 8-10 Minuten backen.

33. Chinesische Hühnersalatbecher

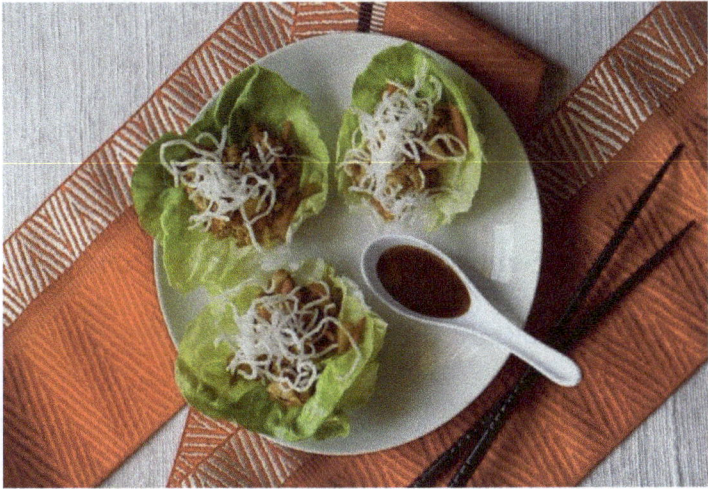

Ausbeute: 6 Portionen

Zutaten

- 1 Esslöffel Pflanzenöl

- 1 Pfund gemahlene Hähnchenbrust (99 % mager)

- 4 Frühlingszwiebeln, in Scheiben geschnitten, Weiß und Grün

- 2 Knoblauchzehen, gehackt

- 1-Zoll frischer Ingwer, geschält und gehackt

- 1 Esslöffel natriumarme Sojasauce

- 1 Esslöffel Reisessig

- 1 Esslöffel Sesamöl

- 1 Esslöffel Erdnussbutter

- 1 Esslöffel Wasser

- 1 Teelöffel Honig

- 1/8 Teelöffel Cayennepfeffer

- 2 Karotten, geraspelt

- 1/4 Tasse ungesalzene Erdnüsse, gehackt

- 12 Boston-Salatblätter, gewaschen

Richtungen:

a) In einer großen beschichteten Pfanne das Öl bei mittlerer Hitze erhitzen.

b) Kombinieren Sie das Huhn und den weißen Teil der Zwiebel. Um das Fleisch aufzubrechen, rühre es häufig um.

c) Garen, bis das Huhn gar und nicht mehr rosa ist, dann Knoblauch und Ingwer hinzugeben.

d) Kombinieren Sie Sojasauce, Reisessig, Sesamöl, Erdnussbutter, Wasser, Honig und Cayennepfeffer in einer großen Rührschüssel.

e) Mikrowelle für 20-30 Sekunden, danach umrühren, bis alles glatt ist. Um die Sauce einzudicken, geben Sie sie mit der Hühnermischung in die Pfanne und erhitzen Sie sie 2-3 Minuten lang.

f) Die geraspelten Karotten dazugeben und weitere 1-2 Minuten garen.

g) Salatblätter mit Hühnchenmischung, gehackten Erdnüssen und grünen Frühlingszwiebelspitzen belegen.

34. Mandel-Snack-Mix

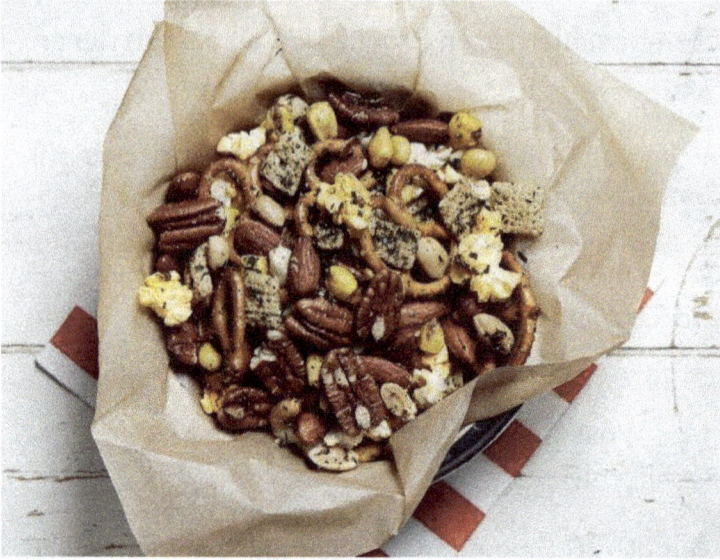

Portionen: 4

Zutaten

- ⅓ Tasse ganze, ungesalzene Mandeln

- ⅔ Tasse Mehrkorngetreidequadrate

- $\frac{1}{2}$ Tasse fettarmes Müsli ohne Rosinen

- $\frac{1}{4}$ Tasse getrocknete Aprikosenhälften

- $\frac{1}{4}$ Tasse gesüßte, getrocknete Cranberries

Richtungen

a) Ofen auf 350 Grad Fahrenheit vorheizen. Auf einem ungefetteten Backblech die Mandeln in einer Schicht verteilen.

b) 5 bis 10 Minuten backen, ein- oder zweimal wenden, um ein gleichmäßiges Backen zu gewährleisten. Auf einer Platte vollständig auskühlen lassen.

c) In der Zwischenzeit die restlichen Zutaten in einer großen Rührschüssel mischen. Die abgekühlten Mandeln zugeben und gut vermischen.

35. Kabeljau Ceviche

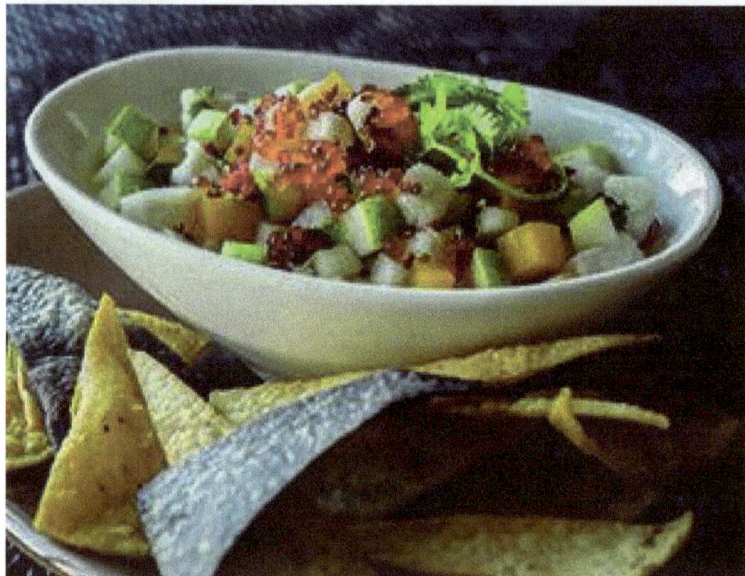

Portionen: 4

Zutaten

- 1 Pfund Kabeljau oder anderer halbfester Fisch, gewürfelt

- 1 Tasse Zitronensaft

- 1 Tasse Limettensaft

- 2 mittelgroße rote Zwiebeln, in Ringe getrennt

- 1 frische Knoblauchzehe, fein gehackt

- $\frac{1}{4}$ Teelöffel gemahlener schwarzer Pfeffer

- 1 Kopf Römersalat, in Blätter zerteilt, gewaschen

- 1 frische Jalapeño-Paprika, halbiert und längs geschnitten

Richtungen

a) Schneiden Sie den Fisch in einer flachen Glasplatte in 1-Zoll-Würfel.

b) Kombinieren Sie den Limetten- und Zitronensaft, die rote Zwiebel, den Knoblauch, das Salz und den schwarzen Pfeffer in einer Glasschüssel. Gießen Sie die Sauce über den Fisch und bedecken Sie ihn vollständig.

c) Kühlen Sie den Fisch und marinieren Sie ihn 3 Stunden lang oder bis der Fisch undurchsichtig ist, was zeigt, dass die Säure im Zitronen- und Limettensaft ihn richtig gekocht hat.

d) Stellen Sie jedes Gericht zusammen, indem Sie 2-3 gewaschene und getrennte Salatblätter auf einen Teller legen.

e) Geben Sie den marinierten Fisch auf die Salatblätter und entfernen Sie die Marinade.

36. Paprika beißt

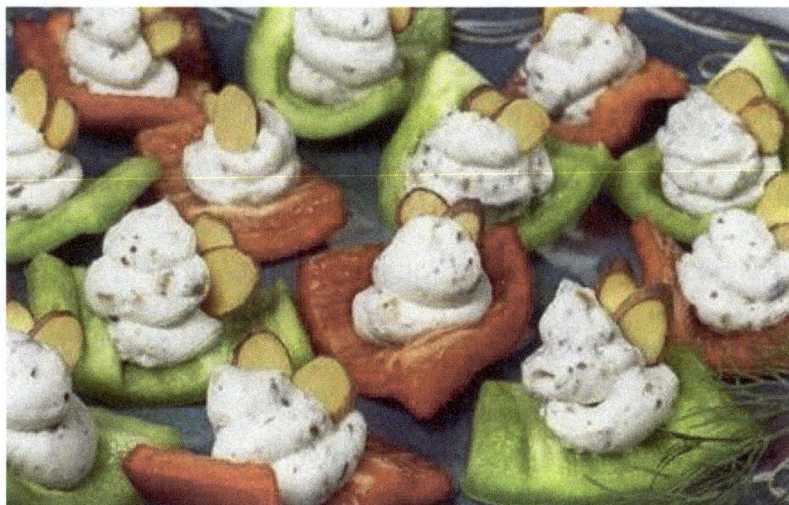

Portionen: 8

Zutaten

- 1 mittelgroße grüne Paprika

- 1 mittelgroße rote Paprika

- $\frac{1}{4}$ Tasse ungesalzene, ungeölte, geschnittene Mandeln

- 4 Unzen fettfreier oder fettreduzierter Frischkäse, weich gemacht

- 1 Teelöffel Zitronenpfeffer-Gewürzmischung ohne Salzzusatz

- 1 Teelöffel frischer Zitronensaft

Richtungen

a) Entfernen Sie die Stiele, Rippen und Samen von jeder Paprika und schneiden Sie sie der Länge nach in zwei Hälften. Jede Hälfte sollte in sechs Teile geschnitten werden.

b) Ordnen Sie die Stücke mit der Hautseite nach unten auf einer schönen Servierplatte an. Aus der Gleichung entfernen.

c) Die Mandeln in einer mittelgroßen Pfanne bei mittlerer Hitze 3 bis 4 Minuten trocken rösten, oder bis sie goldbraun sind, dabei regelmäßig wenden.

d) 1 Esslöffel der Mandeln zum Garnieren auf einer kleinen Platte beiseite stellen. Die restlichen Mandeln in einer Küchenmaschine oder einem Mixer 15 bis 20 Sekunden lang pulsieren oder bis sie fein gemahlen sind.

e) In einer mittelgroßen Rührschüssel mit einem elektrischen Mixer den Frischkäse, die Zitronenpfeffer-Gewürzmischung und den Zitronensaft 1 bis 2 Minuten lang oder bis sie cremig sind, schlagen.

f) Schlagen Sie die gemahlenen Mandeln 10 Sekunden lang oder bis alles gut vermischt ist.

g) Die Masse in einen Spritzbeutel oder einen wiederverschließbaren Plastikbeutel mit abgeschnittener Ecke füllen. 1 Teelöffel der Mischung sollte auf jedes Paprikastück gespritzt werden.

h) Zum Schluss die gehobelten Mandeln hinzufügen.

37. Gerösteter Zwiebel-Dip

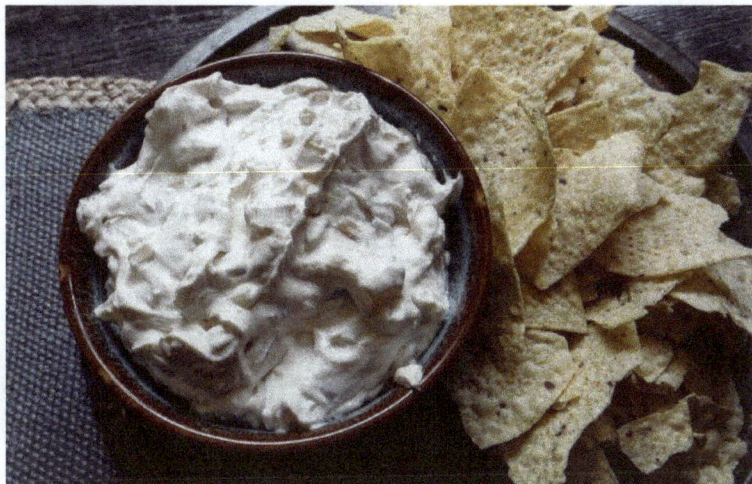

Portionen: 8

Zutaten

- 2 große süße Zwiebeln, geschält und geviertelt

- 1 Esslöffel Olivenöl

- ½ Teelöffel Salz, geteilt

- 1 ganze Knoblauchknolle

- ⅓ Tasse fettarmer Sauerrahm

- ¼ Tasse gehackte frische Petersilie

- 1 Esslöffel Zitronensaft

Richtungen

a) Heizen Sie den Ofen auf 425 Grad Fahrenheit vor.

b) In einer großen Rührschüssel Öl über die Zwiebel träufeln. Mit 14 Teelöffel Salz verrühren und zum Überziehen schwenken.

c) Entfernen Sie die weiße, papierartige Haut des Knoblauchkopfes (schälen oder trennen Sie die Zehen nicht).

d) Mit Folie abdecken. Legen Sie die in Folie gewickelte Zwiebel und den Knoblauch auf eine Backform. Backofen auf 425°F vorheizen und 1 Stunde backen, dann 10 Minuten abkühlen lassen.

e) Die Zwiebel in kleine Stücke schneiden. Die Knoblauchzehen trennen und das Fruchtfleisch auspressen. Skins sollten entsorgt werden.

f) Kombinieren Sie in einer großen Rührschüssel Zwiebel, Knoblauch, 14 Teelöffel Salz, Sauerrahm und weitere Zutaten.

38. Gesunde gebackene Tomaten

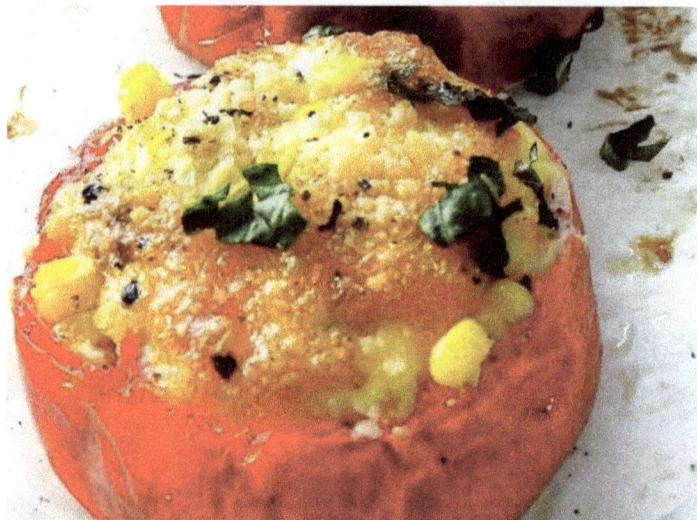

Portionen: 4

Zutaten

- 2 mittelgroße Tomaten, horizontal halbiert

- 2 Esslöffel geriebener, fettarmer Romano-Käse

- 1 Esslöffel gehackter, frischer Oregano, Basilikum oder Petersilie ODER 1 Teelöffel getrocknetes italienisches Gewürz

- $\frac{1}{4}$ Teelöffel Pfeffer

- $\frac{1}{4}$ Teelöffel Knoblauchpulver

- 1 Esslöffel natives Olivenöl extra

- frische, ganze Oregano-, Basilikum- oder Petersilienblätter zum Garnieren

Richtungen

a) Den Ofen auf 400 Grad Fahrenheit vorheizen.

b) Auf einem Backblech die Tomaten mit der Schnittseite nach oben anrichten. Streuen Sie Käse, Oregano/Petersilie/Basilikum, Pfeffer und Knoblauchpulver darüber.

c) Ölen Sie die Oberseiten gleichmäßig ein und backen Sie sie 20 Minuten lang oder bis die Tomaten weich und der Käse leicht gebräunt ist.

39. Gemüserollen mit Garnelen

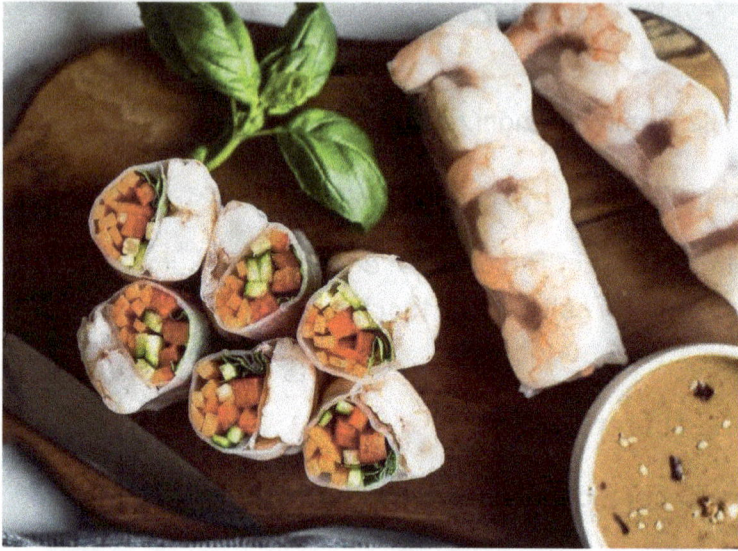

Portionen: 4

Zutaten für Erdnusssauce

- 3 Esslöffel Erdnussbutter, ohne Zuckerzusatz

- 3-5 Esslöffel Wasser

- 1 Knoblauchzehe, fein gehackt

- 1 Esslöffel Hoisin-Sauce $\frac{1}{2}$ Teelöffel scharfe Sauce, optional

Zutaten für Frühlingsrollen

- 18 gefrorene, gekochte Garnelen, geschält und entdarmt

- 4 Tassen Wasser in einem Topf

- 1 Tasse frischer Koriander, Stiele weggeworfen

- 1 Karotte, geschält, geraspelt

- 1 kleine Gurke, geschält und geschnitten

- 1 kleine Zucchini, längs halbiert

- 1 $\frac{1}{2}$ Tassen Mungobohnensprossen

- 1 Tasse frische Minze, Stiele weggeworfen

- 3 Salatblätter, halbiert

- 6 – 8 $\frac{1}{2}$ Zoll getrocknete runde Reispapierverpackungen

Richtungen

a) Mischen Sie in einer kleinen Rührschüssel die Erdnussbutter, 3 Esslöffel Wasser, Knoblauch, Hoisin-Sauce und scharfe Sauce (optional).

b) Mikrowelle für 20-30 Sekunden nach dem Mischen mit einer Gabel. Aus der Mikrowelle nehmen und gründlich kombinieren.

c) Wenn die Sauce zu dick ist, fügen Sie 1-2 Esslöffel Wasser hinzu, um sie zu verdünnen.

d) Tauen Sie die Garnelen in einer Schüssel oder auf einer Platte auf.

e) Korianderblätter, Minzblätter, Mungobohnensprossen, Karotten, Gurken und Salatblätter in separaten Schalen oder Tellern anrichten.

f) Ordnen Sie auf einem großen Schneidebrett oder einer anderen flachen Oberfläche die Reispapierhüllen, Garnelen, Koriander, Zucchini, Gurken, Karotten, Sojasprossen, Minze und Salat in der folgenden Reihenfolge an: Reispapierhüllen, Garnelen, Koriander, Zucchini, Gurken, Karotte, Sojasprossen, Minze und Salat.

g) Wischen Sie Ihre Arbeitsfläche mit einem sauberen, feuchten Küchentuch ab.

h) Füllen Sie eine mittelgroße Bratpfanne oder eine breite, flache Schüssel mit heißem Leitungswasser, das groß genug ist, um die Reispapierhüllen aufzunehmen.

i) Arbeiten Sie jeweils mit 1 Verpackung und weichen Sie die Verpackung 15-30 Sekunden lang vollständig in Wasser ein oder bis sie weich und flexibel ist.

j) Legen Sie in der Mitte der Verpackung schnell drei Garnelen in einer horizontalen Reihe im Abstand von einem halben Zoll auseinander.

k) Einen Korianderzweig auf die Garnelen legen, dann 1 Esslöffel Zucchini, 1 Esslöffel Gurke, 1 Esslöffel Karotte, eine kleine Handvoll Sojasprossen, 2-3 Minzblätter, 1 Zweig Koriander und ein halbes Salatblatt darüber schichten.

l) Decken Sie die Füllung mit der unteren Hälfte der Reispapierhülle ab. Falten Sie die Seiten der Verpackung nach innen und halten Sie das Ganze fest an seinem Platz.

m) Rollen Sie die gesamte Verpackung horizontal von unten nach oben und drücken Sie fest nach unten, um die Falten an Ort und Stelle zu halten.

n) Drehen Sie die Rolle so, dass die Naht unten und die Garnelenreihe oben ist.

o) Legen Sie es auf einen Teller oder in einen Plastikbehälter und wickeln Sie es locker in Plastikfolie ein.

p) Bewahren Sie sie auf einem Teller oder in einem Plastikbehälter auf, der groß genug ist, um sie ohne Berührung aufzunehmen, wenn Sie sie nicht sofort verzehren.

q) Um die Brötchen feucht zu halten, decken Sie sie mit einem feuchten Papiertuch ab.

r) Bis zum Servieren in den Kühlschrank stellen.

40. Süßkartoffel-Nachos

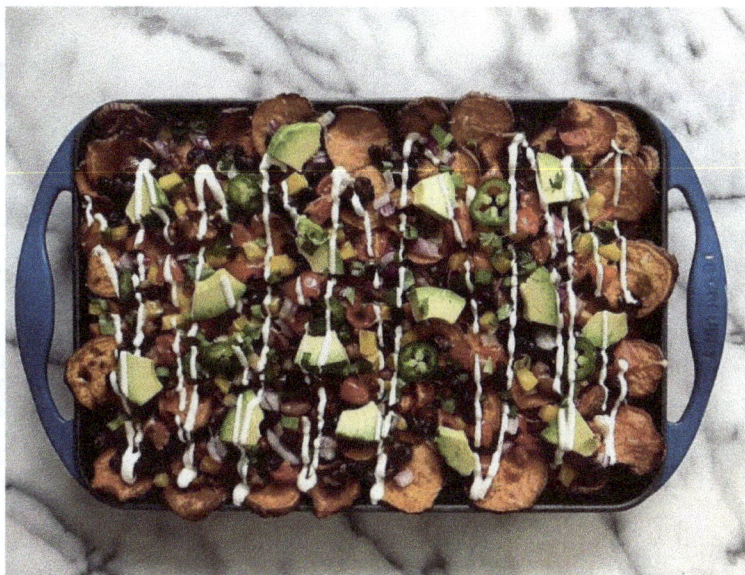

Portionen: 6

Zutaten

- 3 mittelgroße Süßkartoffeln

- 1 Esslöffel Olivenöl

- 1 Teelöffel Chilipulver

- 1 Teelöffel Knoblauchpulver

- 1 ½ Teelöffel Paprika

- ⅓ Tasse fettreduzierten geriebenen Cheddar-Käse

- ⅓ Tasse gehackte Tomate

- ⅓ Tasse gehackte Avocado

Richtungen

a) Ofen auf 425 Grad Fahrenheit vorheizen. Die Backformen mit Antihaft-Kochspray bestreichen und mit Folie abdecken.

b) Die Süßkartoffeln schälen und in 14-Zoll-Rundscheiben schneiden.

c) Die Runden in einer Schüssel mit Olivenöl, Chilipulver, Knoblauchpulver und Paprika mischen. Auf der vorgeheizten Pfanne gleichmäßig verteilen (evtl. 2 Pfannen erforderlich).

d) Nach 10 Minuten die Süßkartoffelscheiben wenden und weitere 10 Minuten backen. Backen Sie weitere 5-10 Minuten oder bis sie knusprig sind.

e) Die Pfanne aus dem Ofen nehmen und die Süßkartoffeln mit Bohnen und Käse belegen. Zurück in den Ofen für weitere 2 Minuten oder bis der Käse geschmolzen ist.

f) Tomate und Avocado unterheben. Dienen.

HAUPTGÄNGE

41. Lachs in Pesto

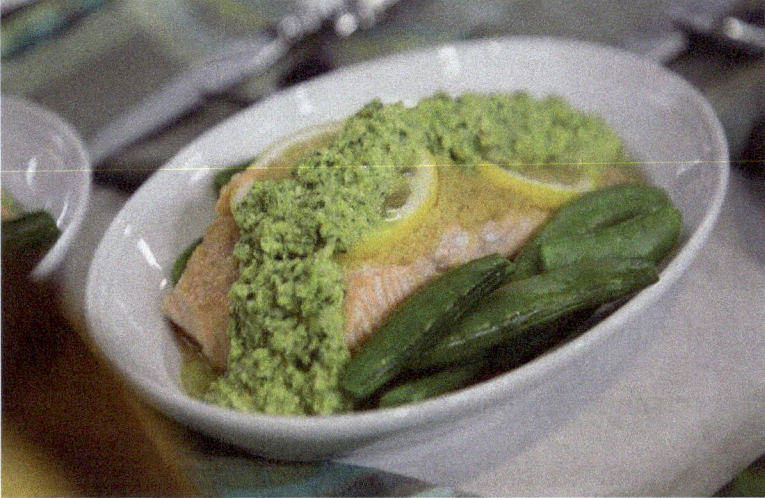

Ausbeute: 4 Portionen

Zutaten

- 4 (3 Unzen) Lachsfilets ohne Haut

- 1 Bund Spargel, Enden abgeschnitten

- 2 Teelöffel Olivenöl

- 1/2 Teelöffel schwarzer Pfeffer, geteilt

- 4 Teelöffel frischer Zitronensaft, geteilt

- 1 Pint Traubentomaten, halbiert

Pesto

- 1/2 Tasse verpackte frische Basilikumblätter

- 1 Teelöffel, rohe geschälte Sonnenblumenkerne

- 1 Esslöffel geriebener Parmesankäse

- 1 Knoblauchzehe, gehackt

- 1/16 Teelöffel Salz

- 1/16 Teelöffel schwarzer Pfeffer

- 2 Esslöffel Olivenöl

Richtungen:

a) Den Ofen auf 400 Grad Fahrenheit vorheizen. 4 x 14-Zoll-Streifen aus Aluminiumfolie

b) Machen Sie die Pesto-Sauce. Basilikum, Sonnenblumenkerne, Parmesankäse, Knoblauch, Salz und 1/16 Teelöffel Pfeffer in einer Küchenmaschine mischen.

c) Pulsieren, bis alle Zutaten eingearbeitet und das Basilikum grob zerkleinert ist. Nieselregen Sie 2 Esslöffel Olivenöl in die Mischung, während die Küchenmaschine arbeitet, bis die Sauce glatt ist.

d) 2 Teelöffel Olivenöl und 1/4 Teelöffel Pfeffer zum Spargel geben und gut durchschwenken. Den Lachs auf beiden Seiten mit dem restlichen 1/4 Teelöffel Pfeffer würzen.

e) Ein Viertel des Spargels auf eine Alufolie legen. 1 Lachsfilet darauf 1 Teelöffel Zitronensaft über den Fisch träufeln und 1 Esslöffel Pesto darauf verteilen.

f) Den Lachs mit 1/4 Tasse halbierten Tomaten belegen. Wickeln Sie die Folie um die Seiten, rollen und kräuseln Sie die Ränder und lassen Sie oben in der Packung einen Luftraum.

g) Wiederholen Sie dies mit den restlichen Zutaten, um insgesamt vier Lachspäckchen herzustellen.

h) Seite an Seite auf das Backblech legen und 15-18 Minuten backen oder bis der Lachs gar ist. Genießen!

42. Bohnenburger

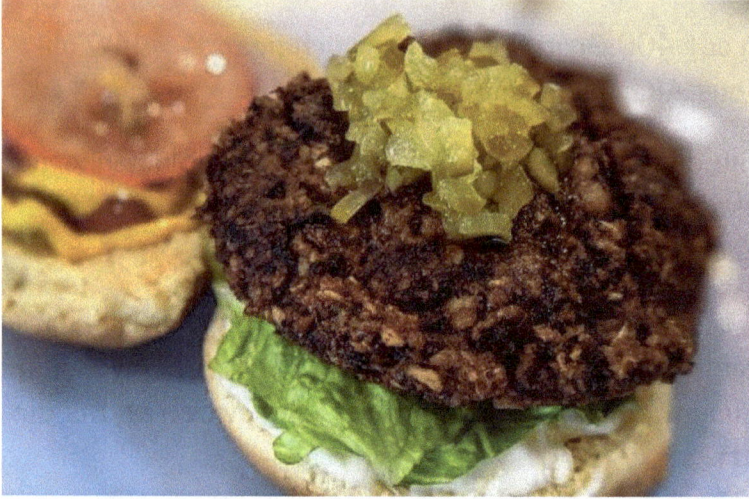

Ausbeute: 4 Portionen

Zutaten

- 1 kleine gelbe Zwiebel, grob gehackt

- 1 Knoblauchzehe

- 1, 15-Unzen-Dose schwarze Bohnen mit niedrigem Natriumgehalt, abgetropft und gespült, geteilt

- 2 Esslöffel frische Petersilie

- 1 Eiweiß

- 1/4 Teelöffel rote Paprikaflocken

- 1/8 Teelöffel schwarzer Pfeffer

- 1/4 Tasse Semmelbrösel

- 1/2 Tasse einfacher, fettfreier griechischer Joghurt

- Schale und Saft von 1/2 Limette

- 1/8 Teelöffel Cayennepfeffer (optional)

- 2 große Vollkorn-Pitas, halbiert

- 4 Salatblätter

- 1 Tomate, in Scheiben geschnitten

Richtungen:

a) Zwiebel und Knoblauch in einer Küchenmaschine oder einem Mixer grob hacken. Kombinieren Sie 1/2 Tasse schwarze Bohnen, Petersilie, Eiweiß, Paprikaflocken und schwarzen Pfeffer in einer Rührschüssel. Zum Mischen einige Male pulsieren.

b) In ein großes Mischbecken umfüllen und die restlichen ganzen schwarzen Bohnen und Semmelbrösel einrühren, bis alles gründlich vermischt ist. Aus der Masse 4 runde Bratlinge formen.

c) Besprühen Sie einen Außengrill oder eine Grillpfanne mit Kochspray und erhitzen Sie es bei mittlerer bis niedriger Hitze.

d) Ofen auf 350°F vorheizen und Burger 10-12 Minuten backen, dabei nach der Hälfte der Zeit wenden.

e) In der Zwischenzeit griechischen Joghurt, 1/2 Limettenschale und -saft und Cayennepfeffer (falls verwendet) verquirlen.

f) Die Burger in die Pita-Hälften legen und mit Salat, Tomate und Joghurt belegen. Genießen!

43. Tilapia und Ratatouille

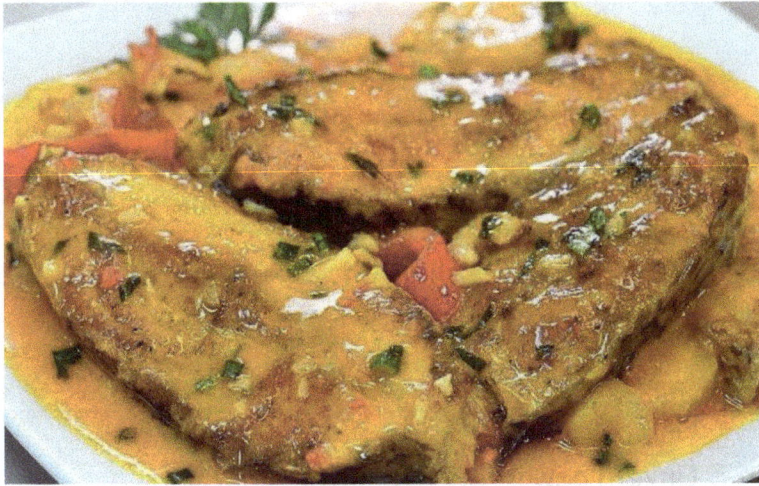

Ausbeute: 4 Portionen

Zutaten

- 2 Esslöffel Olivenöl, geteilt

- 1 kleine Aubergine, geschält und gewürfelt

- 1 kleine gelbe Zwiebel, gewürfelt

- 1 große Zucchini, gewürfelt

- 2 Knoblauchzehen, gehackt

- 1 Dose (14,5 Unzen) gewürfelte Tomaten, kein Salz hinzugefügt

- 1/4 Teelöffel Salz, geteilt

- 1/2 Teelöffel schwarzer Pfeffer, geteilt

- 1/2 Teelöffel getrockneter Thymian

- 1/4 Teelöffel getrockneter Rosmarin

- 1/4 Tasse frischer Basilikum, gehackt

- 4 (4 Unzen) Tilapiafilets

- Saft von 1/2 Zitrone

Richtungen:

a) In einer großen beschichteten Pfanne 1 Esslöffel Olivenöl bei mittlerer bis hoher Hitze erhitzen. 5 Minuten garen, oder bis die Auberginen leicht weich geworden sind.

b) In einer Pfanne den restlichen Esslöffel Olivenöl erhitzen. 5 Minuten kochen, oder bis die Zwiebeln weich sind. Kochen, bis Zucchini und Knoblauch weich sind, etwa 5-7 Minuten.

c) Kombinieren Sie in einer großen Rührschüssel Auberginen, Tomaten, 1/8 Teelöffel Salz, 1/4 Teelöffel Pfeffer, Thymian und Rosmarin. 10 Minuten kochen, oder bis die Sauce eingedickt ist. Vom Herd nehmen und frisches Basilikum unterrühren.

d) In der Zwischenzeit den Grill vorheizen. Legen Sie den Tilapia auf ein mit Butter bestrichenes Backblech.

e) Zitronensaft über die Filets auspressen und mit den restlichen 1/8 TL Salz und 1/4 TL Pfeffer würzen.

f) 7 Minuten grillen oder bis der Fisch gar ist. Mit Ratatouille servieren, um die Mahlzeit abzurunden.

44. Caprese-Pesto-Huhn

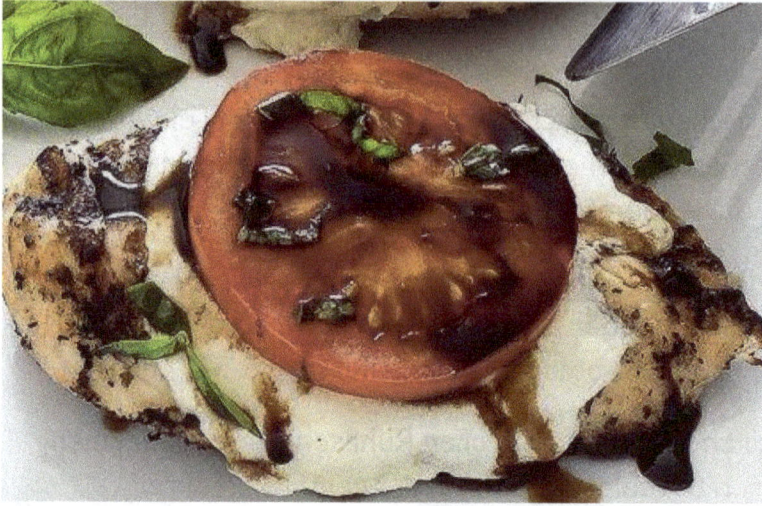

Ausbeute: 4 Portionen

Zutaten

- 2 mittelgroße Hähnchenbrust ohne Knochen und ohne Haut

- 1 Tasse verpackte frische Basilikumblätter

- 2 Esslöffel rohe, geschälte Sonnenblumenkerne

- 2 Esslöffel geriebener Parmesankäse

- 1 Knoblauchzehe, gehackt

- 1/8 Teelöffel Salz

- 1/8 Teelöffel schwarzer Pfeffer

- 1/4 Tasse Olivenöl

- 2 große Tomaten, in Scheiben geschnitten

- 1/4 Tasse zerkleinerter teilentrahmter Mozzarella-Käse, geteilt

Richtungen:

a) Heizen Sie den Ofen auf 425 Grad Fahrenheit vor.

b) Entfernen Sie überschüssiges Fett von den Hähnchenbrustfilets. Drücken Sie Ihre Hand fest auf eine der Hähnchenbrust und schneiden Sie das Hähnchen mit dem Messer parallel zum Schneidebrett in der Tiefe in zwei Hälften, sodass Sie zwei gleich dicke Hähnchenstücke erhalten.

c) Fahren Sie mit den restlichen Hähnchenbrüsten fort. Legen Sie das Hähnchen auf ein umrandetes und gefettetes Backblech.

d) Pesto zubereiten: In einer Küchenmaschine Basilikum, Sonnenblumenkerne, Parmesankäse, Knoblauch, Salz und Pfeffer mischen. Zum Mischen einige Male pulsieren. Das Öl bei laufender Maschine einträufeln, bis die Soße glatt ist.

e) Legen Sie 2 Esslöffel Pesto auf jedes Hühnchenstück, gefolgt von 2 Tomatenscheiben und 1 Esslöffel Mozzarella.

f) Backen Sie für 12-15 Minuten oder bis sie vollständig fertig sind.

45. Herzhafter Blumenkohlreis

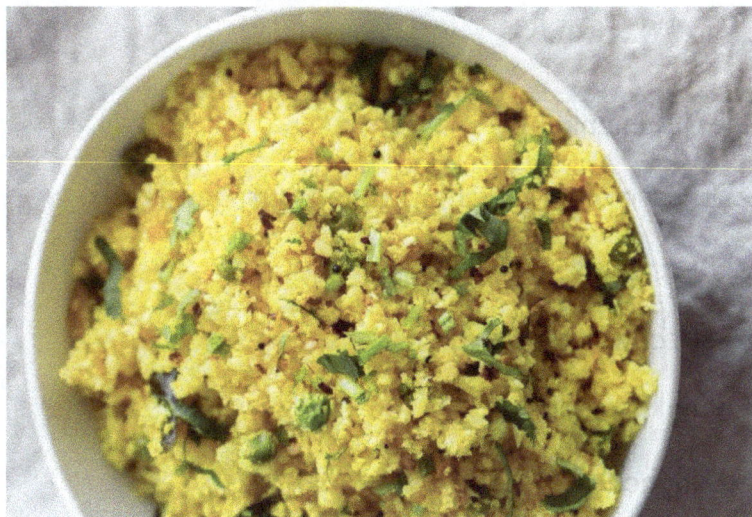

Ausbeute: 4 Portionen

Zutaten

- 1 großer Kopf Blumenkohl

- 2 Hähnchenbrüste ohne Knochen, ohne Haut, gewürfelt

- 2 Esslöffel Pflanzenöl, geteilt

- 1/4 Teelöffel schwarzer Pfeffer, geteilt

- 1 Teelöffel Kurkumapulver

- 3/4 Tasse Orangensaft

- 2 Esslöffel Reisweinessig

- 1 1/2 Esslöffel natriumarme Sojasauce

- 1 Esslöffel Honig

- 1 Esslöffel Maisstärke

- 1 Teelöffel frischer Ingwer, gerieben

- 2 große Eier, geschlagen

- 1 Tasse gefrorene Erbsen und Karotten, gemischt

- 3 Frühlingszwiebeln, in Scheiben geschnitten, Weiß und Grün geteilt

- 3 Knoblauchzehen, gehackt

- 1/2 rote Paprika, gewürfelt

Richtungen:

a) Den Blumenkohlkopf halbieren und den Strunk entfernen. Blumenkohl mit einer Handreibe in kleine, reisähnliche Stücke raspeln. Aus der Gleichung entfernen.

b) 1 Esslöffel Öl in einer großen Pfanne bei mittlerer Hitze erhitzen. Streuen Sie 1/8 Teelöffel schwarzen Pfeffer und Kurkuma über die Hühnchenwürfel. Kochen Sie für 6-8 Minuten oder bis das Fleisch vollständig gekocht ist.

c) Aus der Pfanne nehmen und beiseite stellen, dann die Pfanne sauber wischen und wieder auf den Herd stellen.

d) In einer Rührschüssel Orangensaft, Reisweinessig, Sojasauce, Honig, Maisstärke und Ingwer verquirlen, während das Hähnchen kocht. Aus der Gleichung entfernen.

e) Reduzieren Sie die Hitze auf mittlere Hitze und bestreichen Sie die Pfanne mit Kochspray, bevor Sie die Eier und den restlichen 1/8 Teelöffel schwarzen Pfeffer hinzufügen. Rühren, bis die erforderliche Konsistenz erreicht ist. Nimm die Pfanne vom Herd und stelle sie beiseite.

f) Erbsen und Karotten, Frühlingszwiebeln, Knoblauch und Paprika mit dem restlichen Esslöffel Öl in die Pfanne geben. Kochen Sie für 3-4 Minuten oder bis das Gemüse weich ist.

g) Das Huhn aus der Pfanne nehmen und beiseite stellen. Stellen Sie die Pfanne nach der Reinigung wieder auf den Brenner.

h) Erhöhen Sie die Hitze auf mittelhoch und fügen Sie den mit Kochspray besprühten Blumenkohl hinzu. Kochen Sie unter regelmäßigem Rühren weitere 5-6 Minuten oder bis der Blumenkohl etwas knusprig ist.

i) Kochen Sie das gekochte Huhn, die Eier, das Gemüse und die Sauce in der Pfanne mit dem Blumenkohl, bis die Sauce etwa 3-4 Minuten andickt.

j) Vom Herd nehmen und mit Frühlingszwiebeln darauf servieren.

46. Käsige vegetarische Quesadillas

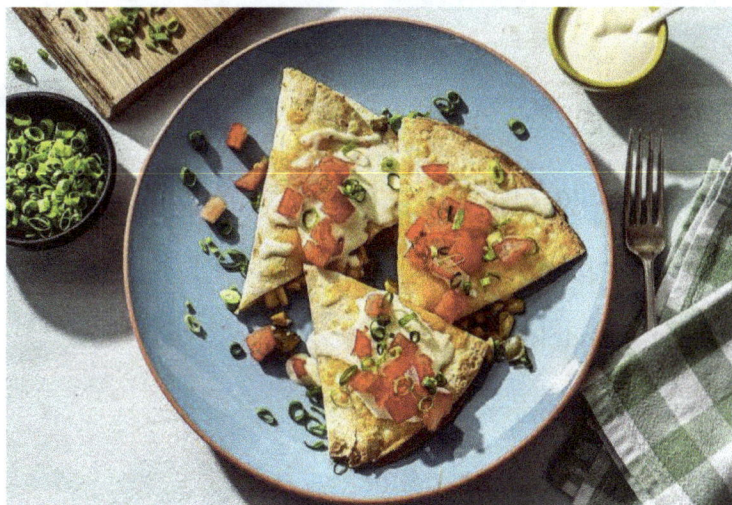

Ausbeute: 4 Portionen

Zutaten

- 1 Esslöffel Pflanzenöl

- 1/2 mittelgroße Vidalia-Zwiebel, gewürfelt

- 8 Unzen weiße Champignons, gewürfelt

- 1 Knoblauchzehe, gehackt

- 1 Tasse gefrorene Maiskörner

- 3 Tassen frischer Babyspinat, gehackt

- 1/4 Teelöffel schwarzer Pfeffer

- 1/4 Teelöffel Kreuzkümmel

- 2, 10-Zoll-Vollkorn-Tortillas

- 1/3 Tasse geriebener fettarmer Cheddar-Käse

- 1/2 Tasse einfacher, fettfreier griechischer Joghurt

- Schale und Saft von 1/2 Limette

- 1/8 Teelöffel Cayennepfeffer (optional)

Richtungen:

a) In einer großen Pfanne das Öl bei mittlerer Hitze erhitzen. Zwiebel, Champignons und Knoblauch 5-6 Minuten anbraten, oder bis sie weich sind. Kochen Sie für weitere 1-2 Minuten, nachdem Sie Mais, Spinat, Pfeffer und Kreuzkümmel hinzugefügt haben. Pfanne vom Herd nehmen.

b) Stellen Sie die Quesadillas zusammen: Um die Tortillas zuzubereiten, legen Sie sie auf eine saubere Arbeitsfläche. Die gekochte Gemüsemischung gleichmäßig auf der Hälfte jeder Tortilla verteilen.

c) Käse gleichmäßig über das Gemüse streuen. Falte und drücke die andere Hälfte der Tortilla darüber.

d) Eine Grillplatte auf niedriger Stufe vorheizen. Besprühen Sie die Quesadillas mit Kochspray und legen Sie sie darauf.

e) Grillen Sie 3-4 Minuten pro Seite oder bis der Käse geschmolzen und leicht gebräunt ist.

f) Kombinieren Sie griechischen Joghurt, 1/2 Limettenschale und -saft und Cayennepfeffer in einer kleinen Schüssel (falls verwendet).

g) Schneiden Sie die Quesadillas und servieren Sie sie mit der Joghurtmischung darüber. Genießen!

47. Hähnchen- und Süßkartoffelknödel

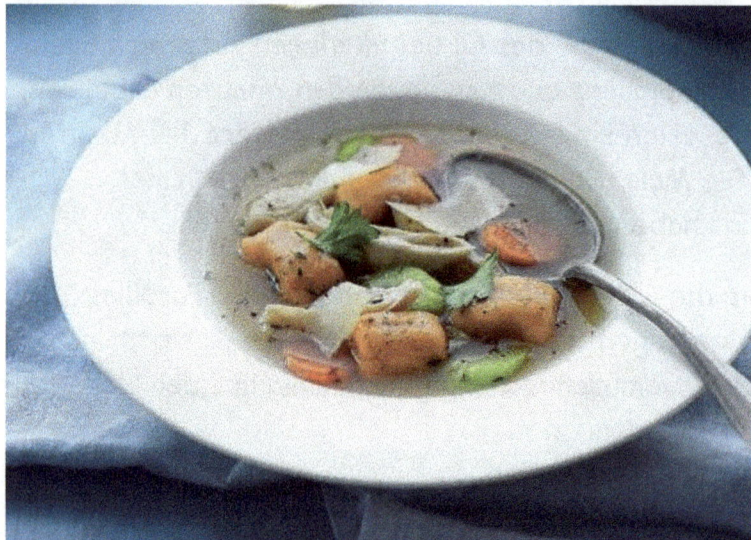

Ausbeute: 8 Portionen

Zutaten

- 1 Esslöffel Olivenöl

- 1 kleine gelbe Zwiebel, gewürfelt

- 1 Tasse Karotten, in Scheiben geschnitten

- 1 Tasse grüne Bohnen, getrimmt und halbiert

- 1 Tasse gefrorene Erbsen

- 1 Tasse Grünkohl, entstielt und gehackt

- 2 Knoblauchzehen, gehackt

- 1/2 Teelöffel schwarzer Pfeffer, geteilt

- 1/2 Tasse Allzweckmehl, geteilt

- 2 Tassen natriumarme Hühnerbrühe

- 3 Tassen gekochte Hähnchenbrust, zerkleinert

- 1 mittelgroße Süßkartoffel

- 1 Tasse Vollkornmehl

- 1 Teelöffel Backpulver

- 1/8 Teelöffel Salz

- 1 Tasse Buttermilch

Richtungen:

a) Den Ofen auf 400 Grad Fahrenheit vorheizen.

b) In einer großen Pfanne das Öl bei mittlerer Hitze erhitzen. Kochen Sie für 5-6 Minuten oder bis die Zwiebeln weich sind.

c) Die sautierten Zwiebeln mit Karotten, grünen Bohnen, Erbsen, Grünkohl, Knoblauch und 1/4 Teelöffel Pfeffer mischen. Unter gelegentlichem Rühren kochen, bis das Gemüse weich ist, etwa 6-8 Minuten.

d) 1/4 Tasse Mehl hinzugeben, mischen und 2-3 Minuten kochen lassen oder bis der rohe Geschmack verschwunden ist.

e) Die Brühe mit der Gemüse-Mehl-Mischung zum Kochen bringen. Reduzieren Sie die Hitze auf mittel-niedrig und kochen Sie weiter, bis die Sauce eingedickt ist, etwa 3-5 Minuten.

f) Das zerkleinerte Hähnchen mit dem Gemüse mischen. Die Masse mit einem Löffel gleichmäßig auf die 16 vorbereiteten Muffinförmchen verteilen. Entfernen

g) In der Zwischenzeit mit einer Gabel Löcher in die Süßkartoffel stechen. Mikrowelle auf hoher Stufe für 5-8 Minuten, nach der Hälfte der Zeit wenden, bis sie weich sind.

h) Wenn die Kartoffel kalt genug zum Anfassen ist, entfernen Sie die Schale und zerdrücken Sie sie mit einer Gabel oder einem Kartoffelstampfer.

i)   Kombinieren Sie Vollkornmehl, restliche 1/4 Tasse Allzweckmehl, Backpulver, Salz und restliche 1/4 Teelöffel Pfeffer in einem großen Mischbecken.

j)   Kombinieren Sie die pürierte Süßkartoffel und Buttermilch in einer Rührschüssel. Rühren Sie, bis sich ein dicker Teig bildet, und achten Sie darauf, nicht zu viel zu mischen.

k)   Den Teig gleichmäßig in 16 Muffinförmchen verteilen und mit der Hühnermischung belegen.

l)   15-18 Minuten backen oder bis die Oberseite goldbraun ist und das in der Mitte eingesetzte Messer sauber herauskommt.

m)   Nach dem Abkühlen aus der Pfanne nehmen.

48. Cremig gebackenes Hähnchen

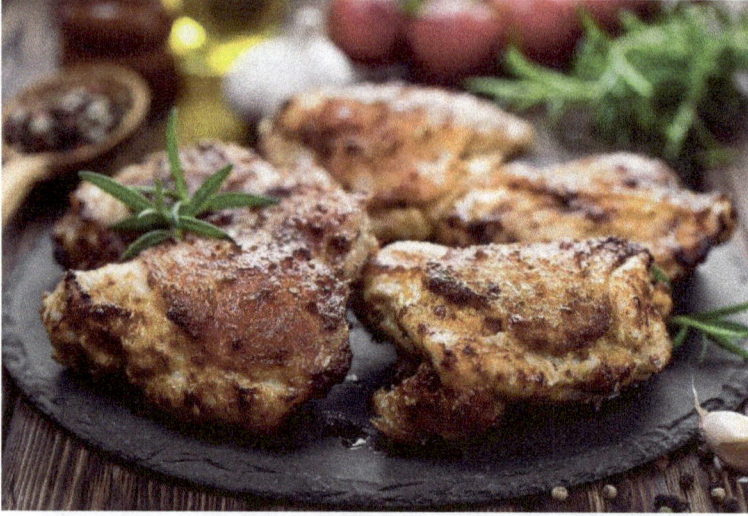

Ausbeute: 4 Portionen

Zutaten

- 2 mittelgroße Hähnchenbrust ohne Knochen und ohne Haut

- 1/4 Tasse fettfreier griechischer Naturjoghurt

- 1/2 Tasse Panko Paniermehl

- 1/2 Tasse geriebener fettarmer Cheddar-Käse

- 1 Esslöffel Olivenöl

- 1 Teelöffel Knoblauchpulver

- 1 Teelöffel Zwiebelpulver

- 1/2 Teelöffel schwarzer Pfeffer

Richtungen:

a) Heizen Sie den Ofen auf 425 Grad Fahrenheit vor. Entfernen Sie überschüssiges Fett von den Hähnchenbrustfilets.

b) Legen Sie Ihre Hand fest auf eine der Hähnchenbrust und schneiden Sie das Hähnchen mit dem Messer parallel zum Schneidebrett in der Tiefe in zwei Hälften, sodass Sie zwei gleich dicke Hähnchenstücke erhalten.

c) Fahren Sie mit den restlichen Hähnchenbrüsten fort.

d) Legen Sie Ihr Hähnchen auf ein gefettetes Backblech mit Rand. Auf jedes Hühnchenstück 1 Esslöffel griechischen Joghurt streichen.

e) Kombinieren Sie Panko, Cheddar-Käse, Olivenöl, Knoblauchpulver, Zwiebelpulver und schwarzen Pfeffer in einer kleinen Schüssel. Damit es haftet, streue diese Mischung auf das Hähnchen und drücke es nach unten.

f) Backen Sie das Huhn 12-15 Minuten lang oder bis es fertig ist.

g) Mit grünem Salat servieren.

49. Auberginen- und Spinat-Rollatini

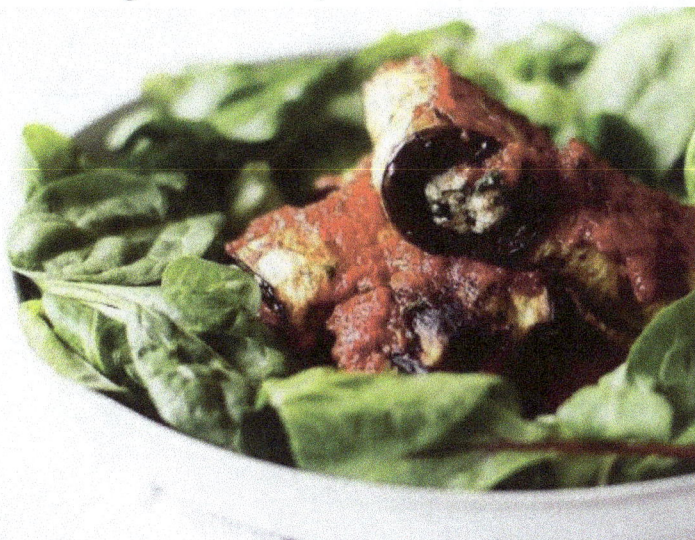

Ausbeute: 4 Portionen

Zutaten

- 2 mittelgroße Auberginen

- 1 Teelöffel Olivenöl

- 2 Knoblauchzehen, gehackt

- 3 Tassen frischer Babyspinat, gehackt

- 2 Esslöffel frischer Basilikum, gehackt

- 3/4 Tasse teilentrahmter Ricotta-Käse

- 2 Esslöffel geriebener Parmesankäse

- 1 1/2 Tassen natriumarme Tomatensauce, geteilt

- 1/2 Tasse zerkleinerter teilentrahmter Mozzarella-Käse

Richtungen:

a) Heizen Sie den Ofen auf 450 Grad Fahrenheit vor. Bestreichen Sie ein umrandetes Backblech mit Kochspray.

b) Schneiden Sie die Aubergine der Länge nach in 1/4-Zoll dicke Scheiben, legen Sie sie in einer einzigen Schicht auf ein Backblech und bedecken Sie sie vorsichtig mit Kochspray.

c) 20 Minuten backen, nach der Hälfte der Zeit wenden.

d) In einer großen Bratpfanne das Öl bei mittlerer Hitze erhitzen. Kochen Sie 30 Sekunden lang, nachdem Sie den Knoblauch hinzugefügt haben, fügen Sie dann den Spinat hinzu und kochen Sie ihn 2 Minuten lang oder bis er gerade zusammengefallen ist.

e) Den Topf vom Herd nehmen und zum Abkühlen beiseite stellen. Kombinieren Sie Basilikum, Ricotta und Parmesankäse, sobald es abgekühlt ist.

f) Den Ofen auf 400 Grad Fahrenheit vorheizen. Beschichten Sie mit Kochspray eine 8 × 8-Zoll-Auflaufform.

g) Schöpfen Sie eine halbe Tasse Sauce in die Schüssel.

h) 2 Teelöffel Füllung auf jede Auberginenscheibe streichen und aufrollen. In die vorgewärmte Auflaufform mit der Nahtseite nach unten legen.

i) Die restlichen 1 Tasse Tomatensauce auf der Pizza verteilen und mit Mozzarella-Käse belegen.

j) 15-20 Minuten backen oder bis der Käse vollständig geschmolzen ist.

k) Servieren und genießen!

50. Linguine mit weißen Bohnen

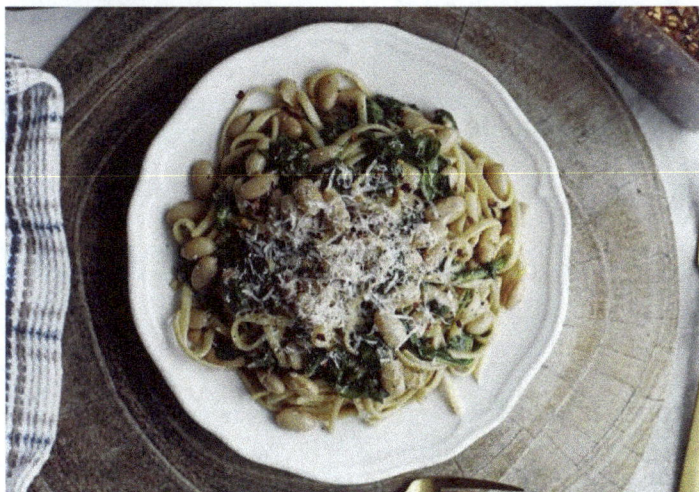

Ausbeute: 6 Portionen

Zutaten

- 8 Unzen ungekochte Linguine

- 1 Esslöffel Olivenöl

- 5 Knoblauchzehen, gehackt

- 1/2 Tasse Wasser

- 8 Unzen Grünkohl, gehackt

- 1 (15 Unzen) Dose Cannellini-Bohnen mit niedrigem Natriumgehalt

- 3/4 Teelöffel schwarzer Pfeffer, geteilt

- 1/2 Teelöffel rote Paprikaflocken

- 1/4 Teelöffel Salz

- Saft von 1/2 Zitrone

Richtungen:

a) Nudeln nach Packungsanweisung kochen, Salz und Fett entfernen. Nudeln abgießen und 1/4 Tasse der Kochflüssigkeit aufheben.

b) In einer großen Pfanne das Olivenöl und den Knoblauch bei mittlerer Hitze erhitzen.

c) Wenn der Knoblauch zu knistern beginnt, fügen Sie das Wasser und den Grünkohl hinzu; abdecken und kochen, bis der Grünkohl weich ist, etwa 5 Minuten, dabei regelmäßig wenden.

d) Fügen Sie Bohnen, 1/2 Teelöffel schwarzen Pfeffer, rote Pfefferflocken und Salz hinzu; unter regelmäßigem Rühren 1 Minute oder bis zur vollständigen Erwärmung köcheln lassen.

e) Die Nudeln mit der aufgefangenen 1/4 Tasse kochenden Flüssigkeit und dem Zitronensaft zugeben.

f) Fügen Sie den restlichen 1/4 Teelöffel schwarzen Pfeffer zu den Spaghetti hinzu und mischen Sie alles.

g) Sofort servieren und genießen!

51. Grünkohl-Pesto-Nudeln

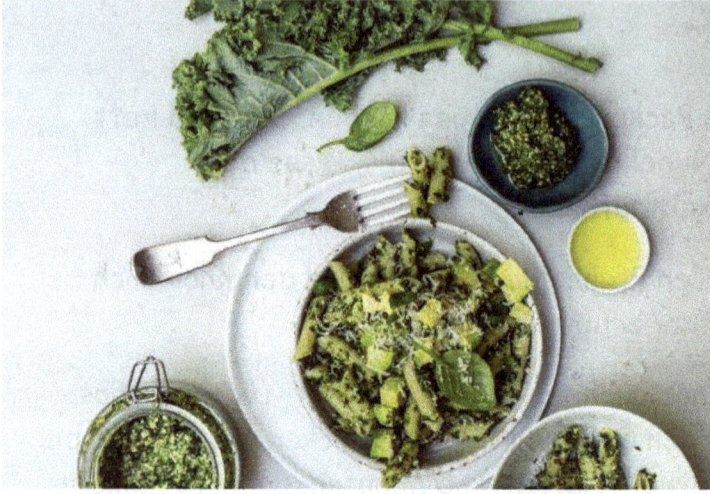

Ausbeute: 12 Portionen

Zutaten

- 1 mittelgroßer Butternusskürbis, geschält und geschnitten

- 1/2 Tasse plus 2 Esslöffel Olivenöl

- 1 Teelöffel Salz, geteilt

- 1/2 Teelöffel schwarzer Pfeffer, geteilt

- 1 Packung Vollkorn-Penne-Nudeln

- 1/4 Tasse Kürbiskerne

- 1/2 Pfund frischer Grünkohl

- 1/4 Tasse geriebener Parmesankäse

- 2 frische Knoblauchzehen

Richtungen:

a) Kombinieren Sie 2 Esslöffel Olivenöl, 1/2 Teelöffel Salz und 1/4 Teelöffel Pfeffer und werfen Sie den gewürfelten Butternusskürbis hinein.

b) Ofen auf 350°F vorheizen und Kürbis gleichmäßig auf einem Backblech verteilen. 30 Minuten backen, nach der Hälfte der Zeit wenden. Aus dem Ofen nehmen.

c) In der Zwischenzeit die Nudeln nach Packungsempfehlung zubereiten. Die Nudeln abgießen und 1 Tasse des stärkehaltigen Nudelwassers beiseite stellen.

d) Um Kürbiskerne zu rösten, legen Sie sie 3-4 Minuten lang bei mittlerer Hitze in eine trockene Bratpfanne und geben Sie sie dann in eine Küchenmaschine.

e) Kombinieren Sie in einer Küchenmaschine Grünkohlblätter, die entfernten Stiele, die restlichen 1/2 Teelöffel Salz, 1/4 Teelöffel Pfeffer, Parmesankäse und Knoblauch.

f) Pulsieren, bis alle Zutaten richtig vermischt sind und der Grünkohl fein gehackt ist. Streuen Sie langsam die restliche 1/2 Tasse Olivenöl ein, während die Küchenmaschine läuft, bis die Sauce glatt ist.

g) Vermengen Sie die Nudeln, die Pesto-Sauce und den gerösteten Kürbis in einer großen Rührschüssel, bis alles gut vermischt ist. Fügen Sie bei Bedarf stärkehaltiges Nudelwasser hinzu, um das Mischen zu unterstützen.

52. Linsen Bolognese

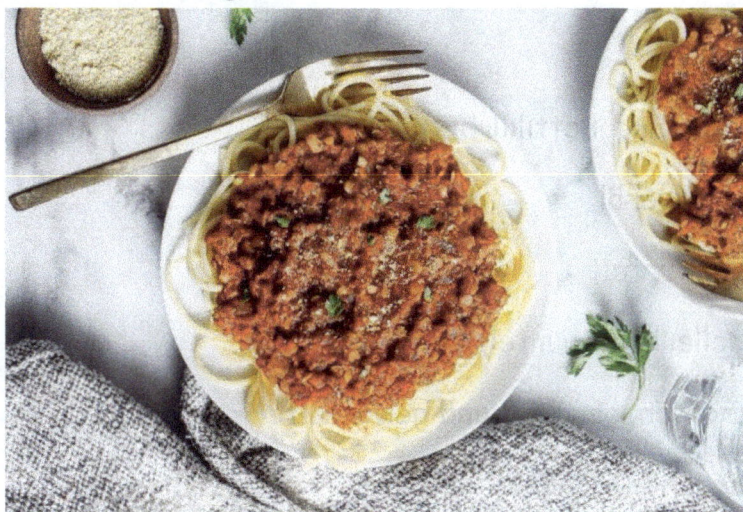

Ausbeute: 8 Portionen

Zutaten

- 1 mittelgroßer Spaghettikürbis

- 2 Esslöffel Olivenöl

- 1 Zwiebel, gewürfelt

- 1 Stangensellerie, gewürfelt

- 3 große Karotten, geschält und gewürfelt

- 6 Knoblauchzehen, gehackt

- 6-Unzen-Dose Tomatenmark mit niedrigem Natriumgehalt

- 15-Unzen-Dose natriumarme Tomatensauce

- 2, 15-Unzen-Dosen natriumarme Tomatenwürfel

- 2 Tassen trockene Linsen, gespült

- 2 Tassen Wasser

- 2 Esslöffel getrocknetes Basilikum

- 1 Teelöffel getrockneter Oregano

- 1/4 Teelöffel Salz

- 1/4 Teelöffel schwarzer Pfeffer

Richtungen:

a) Den Ofen auf 375 Grad Fahrenheit vorheizen.

b) Ein Backblech leicht einfetten. Kratzen Sie die Samen aus dem Spaghettikürbis, indem Sie ihn der Länge nach halbieren. 35-45 Minuten mit der Schnittfläche nach unten im Ofen braten.

c) Kürbis aus dem Ofen nehmen und nach dem Abkühlen mit einer Gabel zerkleinern.

d) In einer großen Pfanne das Olivenöl erhitzen. Kombinieren Sie die Zwiebel, den Sellerie und die Karotten in einer großen Rührschüssel.

e) Kochen Sie unter gelegentlichem Rühren 5-6 Minuten oder bis sie weich sind. Kochen Sie für weitere 30 Sekunden, nachdem Sie den Knoblauch hinzugefügt haben.

f) Das Tomatenmark hinzugeben und 1 Minute unter ständigem Rühren köcheln lassen. Tomatensauce, gehackte Tomaten, Linsen, Wasser, Basilikum, Oregano, Salz und Pfeffer werden in die Pfanne gegeben.

g) 20-30 Minuten köcheln lassen oder bis die Linsen weich sind.

h) Für jede Portion 1/2 Tasse Spaghettikürbis auf einen Teller geben und mit 1/2 Tasse Linsen-Bolognese belegen. Genießen!

53. Gebratenes Hähnchen und Tomaten

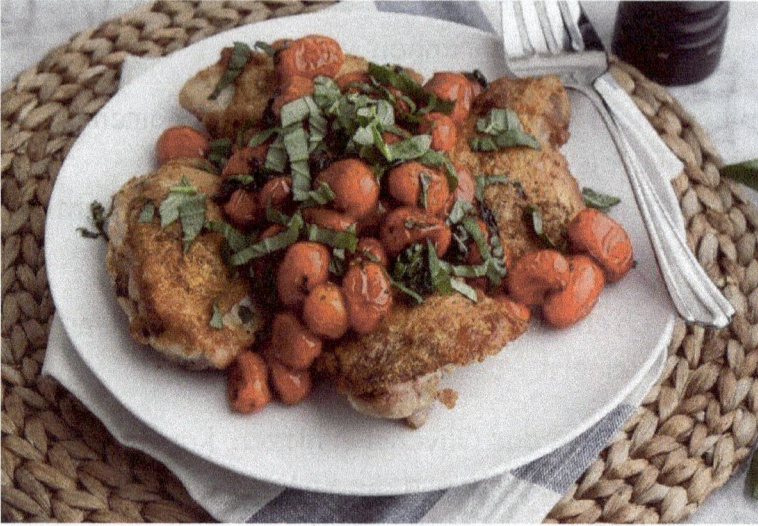

Ausbeute: 4 Portionen

Zutaten

- 1 Tasse Quinoa

- 1 Esslöffel Olivenöl

- 2 Knoblauchzehen, gehackt

- Saft von 1/2 Zitrone

- 1/8 Teelöffel Salz

- 1/8 Teelöffel schwarzer Pfeffer

- 1 Tasse Kirschtomaten, geviertelt

- 1 kleine gelbe Paprika, gewürfelt

- 1 kleine Gurke gewürfelt

- 1/2 Tasse fettreduzierter Feta-Käse, zerbröselt

- 1 Esslöffel gehackter frischer Dill

Richtungen:

a) Schneiden Sie überschüssiges Fett von der Hähnchenbrust ab. Drücken Sie Ihre Hand fest auf eine der Hähnchenbrust und schneiden Sie das Hähnchen mit dem Messer parallel zum Schneidebrett in der Tiefe in zwei Hälften, sodass Sie zwei gleich dicke Hähnchenstücke erhalten.

b) Mit der restlichen Hähnchenbrust ebenso verfahren.

c) In einer kleinen Rührschüssel 1 Esslöffel Olivenöl, 2 gehackte Knoblauchzehen und 2 Esslöffel Basilikumblätter mischen.

d) Werfen Sie die Hähnchenbrust in die Marinade, nachdem Sie die Mischung in einen Plastikbeutel mit Reißverschluss mit halben Hähnchenbrust gegeben haben. 15 Minuten zum Marinieren beiseite stellen.

e) In der Zwischenzeit Balsamico-Essig und Honig in einen kleinen Topf geben und zum Kochen bringen.

f) Auf schwache Hitze reduzieren und 12-15 Minuten weiterkochen.

g) Kombinieren Sie in einer kleinen Rührschüssel gehackte Tomaten, die restlichen 2 Knoblauchzehen und 1/4 Tasse Basilikumblätter; beiseite legen.

h) In einer großen Bratpfanne den restlichen 1 Esslöffel Olivenöl bei mittlerer bis hoher Hitze erhitzen.

i) 2 Hähnchenbrüste gleichzeitig in die Pfanne geben und 3 Minuten auf jeder Seite braten, oder bis sie leicht goldbraun sind. Mit den restlichen Hähnchenbrüsten wiederholen.

j) Hähnchenbrusthälften mit 1/4 Tasse Tomatenmischung und darüber geträufelter Balsamico-Glasur servieren.

k) Servieren Sie mit einem grünen Salat für ein erfrischendes Sommerabendessen!

54. Lachs mit Salsa

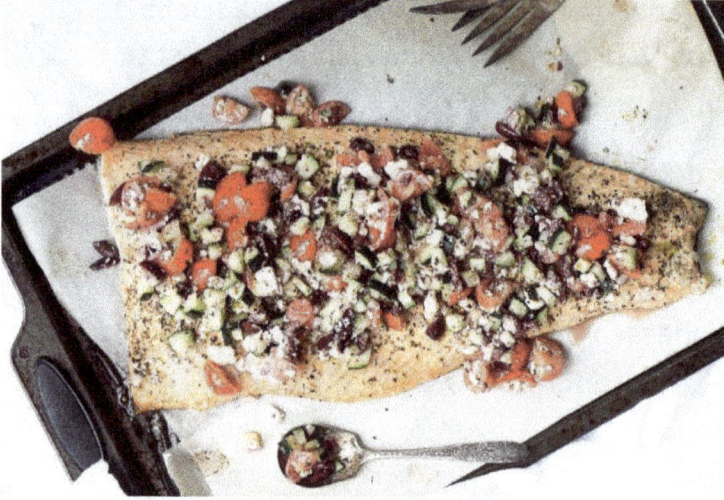

Ausbeute: 4 Portionen

Zutaten

- 4 Lachsfilets ohne Haut

- 1/8 Teelöffel Salz

- 1/8 Teelöffel schwarzer Pfeffer

- 2 Mangos, gewürfelt

- 2 Pfirsiche, geschält und gewürfelt

- 1/2 kleine rote Zwiebel, gewürfelt

- 1/2 Jalapeño-Pfeffer, gehackte oder grüne Paprika

- 2 Esslöffel Petersilie, gehackt

- Saft von 2 Limetten

Richtungen:

a) Den Ofen auf 350 Grad Fahrenheit vorheizen.

b) Fetten Sie eine Backform mit Kochspray ein.

c) Die Lachsfilets auf eine Backform legen und mit Salz und Pfeffer würzen. Kochen Sie für 10-12 Minuten oder bis sie vollständig fertig sind.

d) Bereiten Sie die Salsa zu, während der Fisch kocht. In einer mittelgroßen Rührschüssel Mangos, Pfirsiche, Zwiebeln, Jalapeños, Petersilie und Limettensaft mischen.

e) Servieren Sie die Lachsfilets mit 1/4 Tasse Salsa darüber. Genießen!

55. Blechpfannen-Fajitas

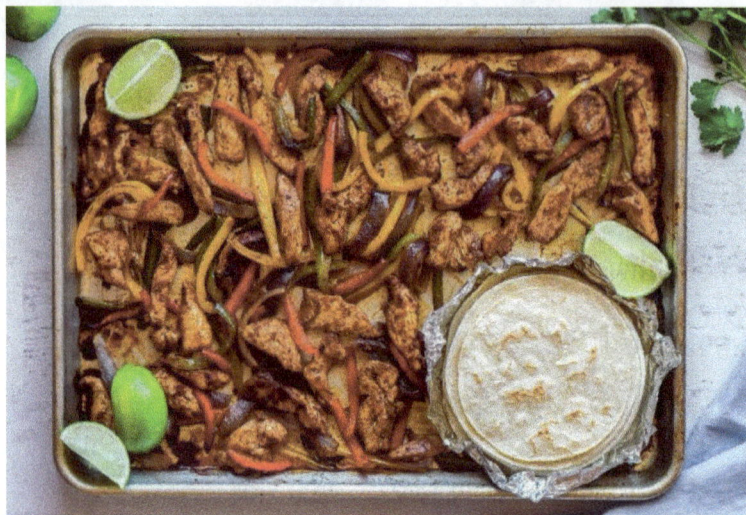

Ausbeute: 4 Portionen

Zutaten

- 2 knochenlose, hautlose Hähnchenbrust, in dünne Streifen geschnitten

- 1 große Zwiebel, halbiert und in dünne Scheiben geschnitten

- 1 rote Paprika, in dünne Streifen geschnitten

- 1 gelbe Paprika, in dünne Streifen geschnitten

- 2 Knoblauchzehen, gehackt

- 1 Esslöffel Olivenöl

- 2 Limetten, geteilt

- 8 Maistortillas

- 1 Esslöffel Chilipulver

- 1/2 Esslöffel Kreuzkümmel

- 1 Teelöffel Maisstärke

- 3/4 Teelöffel Paprika

- 1/8 Teelöffel Salz

- 1/4 Teelöffel Cayennepfeffer, geteilt

- 1/2 Tasse einfacher, fettfreier griechischer Joghurt

Richtungen:

a) Heizen Sie den Ofen auf 425 Grad Fahrenheit vor.

b) Ein umrandetes Backblech mit Kochspray einsprühen und mit Folie abdecken. Olivenöl über das geschnittene Hähnchen, die Zwiebeln, die Paprika und den Knoblauch auf dem Backblech träufeln.

c) Kombinieren Sie Chilipulver, Kreuzkümmel, Maisstärke, Paprika, Salz und 1/8 Teelöffel Cayennepfeffer in einer kleinen Schüssel. Hähnchen und Gemüse mit der Gewürzmischung würzen. Werfen, um es gleichmäßig zu beschichten.

d) Backen Sie das Hähnchen und das Gemüse 25-30 Minuten lang und wenden Sie es nach der Hälfte der Zeit oder bis das Hähnchen durchgegart ist und die Mitte nicht mehr rosa ist.

e) In der Zwischenzeit 1/2 Limette abreiben und entsaften, dann griechischen Joghurt und den restlichen 1/8 Teelöffel Cayennepfeffer unterrühren.

f) Maistortillas 30 Sekunden in der Mikrowelle erhitzen oder auf dem Herd rösten. Den Rest der Limette in Spalten schneiden.

g) Servieren Sie Fajitas nach Familienart mit griechischem Joghurt und Limettenschnitzen an der Seite. Genießen!

56. Spinat-Lasagne-Locken

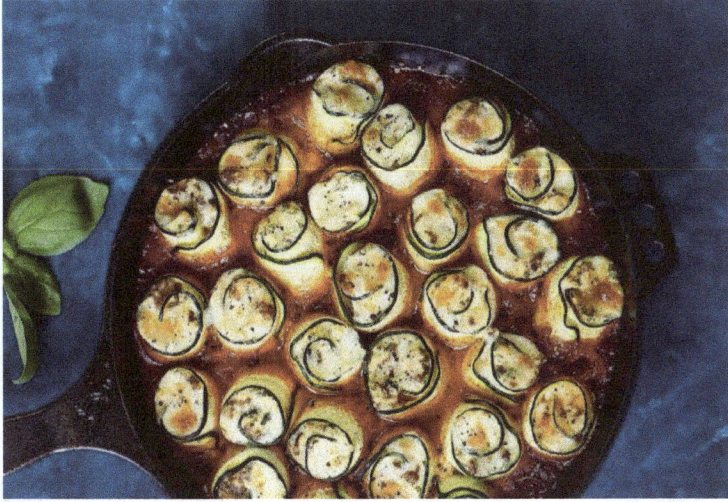

Ausbeute: 4 Portionen

Zutaten

- 8 Vollkorn-Lasagne-Nudeln

- 1 Esslöffel Olivenöl

- 2 Knoblauchzehen, gehackt

- 3 Tassen frischer Babyspinat, gehackt

- 3/4 Tasse teilentrahmter Ricotta-Käse

- 2 Esslöffel geriebener Parmesankäse

- 1 1/2 Tassen natriumarme Tomatensauce, geteilt

- 1/2 Tasse teilentrahmter Mozzarella-Käse

Richtungen:

a) Den Ofen auf 375 Grad Fahrenheit vorheizen. Beschichten Sie mit Kochspray eine 8 × 8-Zoll-Auflaufform.

b) In einem großen Topf mit Wasser zum Kochen bringen. Lasagne nach Packungsanweisung kochen. Legen Sie die Nudeln zum Abkühlen auf Wachspapier.

c) In einer großen Bratpfanne das Öl bei mittlerer Hitze erhitzen. Kochen Sie 30 Sekunden lang, nachdem Sie den Knoblauch hinzugefügt haben, fügen Sie dann den gehackten Spinat hinzu und kochen Sie ihn 2 Minuten lang oder bis er gerade zusammengefallen ist.

d) Den Spinat vom Herd nehmen und abkühlen lassen. Kombinieren Sie den Ricotta und den Parmesankäse, sobald er abgekühlt ist.

e) Gießen Sie 1/2 Tasse Tomatensauce in den Boden der Auflaufform.

f) Machen Sie die Lasagne-Spiralen, indem Sie 2 Teelöffel Spinatmischung auf die erste Lasagne-Nudel und 1 Esslöffel Tomatensauce darauf verteilen.

g) Beginnen Sie an einem Ende und rollen Sie die Nudel spiralförmig von einem Ende zum anderen. Die Lasagne mit der Naht nach unten auf das vorbereitete Backblech legen.

h) Mit dem Rest der Nudel-Spinat-Mischung wiederholen.

i) Die restliche 1/2 Tasse Tomatensauce über die Spiralen
   verteilen und mit Mozzarella-Käse belegen.

j) 15-20 Minuten backen oder bis der Käse vollständig
   geschmolzen ist. Genießen!

57. Lachs in Walnusskruste

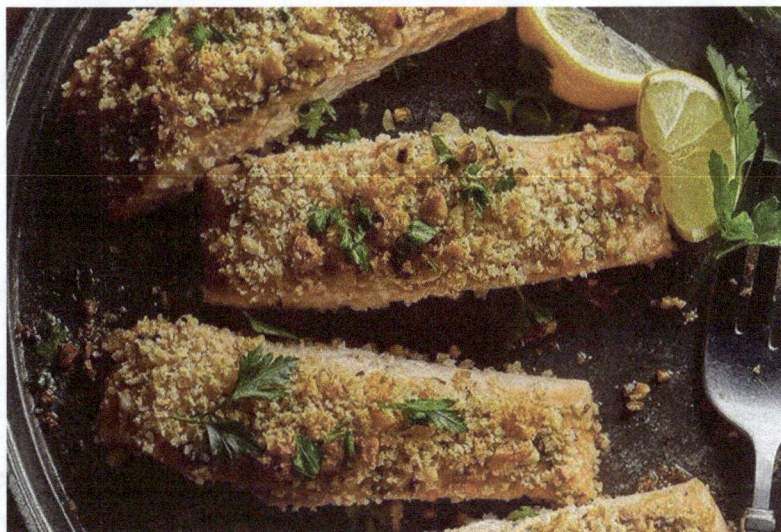

Ausbeute: 4 Portionen

Zutaten

- 1-Pfund-Lachsfilet, in 4 gleiche Portionen geschnitten
- 1/3 Tasse Panko Paniermehl
- 1/3 Tasse Walnüsse, fein gehackt
- 1/4 Teelöffel schwarzer Pfeffer, geteilt
- 1 Esslöffel Dijon-Senf
- 1 Esslöffel Honig
- 1 Bund Spargel, Enden abgeschnitten
- 1/8 Teelöffel Knoblauchpulver
- 1/8 Teelöffel rote Paprikaflocken

Richtungen:

a) Den Ofen auf 400 Grad Fahrenheit vorheizen.

b) In einer kleinen Schüssel Panko, gehackte Walnüsse, 1 Teelöffel Olivenöl und 1/8 Teelöffel Pfeffer mischen.

c) Um eine Glasur zuzubereiten, mischen Sie Dijon-Senf und Honig in einer separaten Schüssel.

d) Lachsfilets mit der Hautseite nach unten auf ein vorbereitetes Backblech legen. Die Honig-Senf-Glasur gleichmäßig auf den Filets verteilen. Auf die Glasur eine Walnuss-Panko-Kruste drücken.

e) 12-14 Minuten backen oder bis der Lachs gar ist.

f) In einer großen Rührschüssel den restlichen 1 Esslöffel Olivenöl, Knoblauchpulver, Paprika, den restlichen 1/8 Teelöffel Pfeffer und die roten Paprikaflocken, falls verwendet, verquirlen. Wenden Sie die Spargelstangen in der Ölmischung, um sie zu überziehen.

g) Grillpfanne auf mittlerer Stufe vorheizen. Spargel 5-7 Minuten auf jeder Seite grillen, dabei ein- oder zweimal wenden.

h) Genießen Sie 1 Lachsfilet serviert mit Spargel!

58. Zucchini-Nudeln mit Sauce

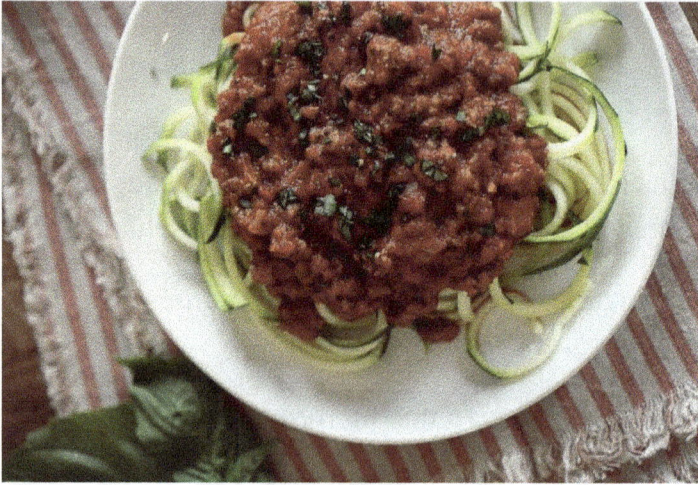

Ausbeute: 4 Portionen

Zutaten

- 1/4 Tasse Olivenöl, geteilt

- 4 Knoblauchzehen, gehackt

- 2 Pints Kirschtomaten, halbiert

- 1/4 Teelöffel Salz

- 1/4 Teelöffel schwarzer Pfeffer

- 1/4 Tasse frische Basilikumblätter, gehackt

- 2 mittelgroße Zucchini

- 1/4 Tasse geriebener Parmesankäse

Richtungen:

a) 2 Esslöffel Olivenöl in einer großen Bratpfanne bei mittlerer Hitze erhitzen. Kochen Sie für 30 Sekunden oder bis der Knoblauch nur noch aromatisch ist.

b) Die halbierten Tomaten hineingeben, abdecken und 8-10 Minuten kochen lassen oder bis sie leicht weich sind.

c) Mit Salz und schwarzem Pfeffer abschmecken. Zerdrücken Sie die Tomaten mit einem Kartoffelstampfer oder einer Gabel, um ihren Saft freizusetzen. Abdecken und weitere 5 Minuten garen, oder bis die Tomaten vollständig weich sind.

d) Wenn Sie eine weniger stückige Sauce bevorzugen, zerdrücken Sie sie erneut mit einem Kartoffelstampfer. Nach Zugabe des gehackten Basilikums beiseite stellen.

e) Zucchini-Nudeln zubereiten, während die Sauce kocht. Dünne Zucchinischeiben mit einem Gemüseschäler der Länge nach in lange Streifen schälen und beiseite stellen.

f) In einer separaten großen Bratpfanne 2 Esslöffel Olivenöl bei mittlerer Hitze erhitzen, sobald die Sauce fertig ist. Die Zucchini-Nudeln 1-2 Minuten darin schwenken, oder bis sie leicht erwärmt sind. Sofort servieren.

g) Zucchini-Nudeln mit 1 Esslöffel geriebenem Parmesankäse und frischer Cherry-Tomaten-Sauce garnieren.

59. Topf mit grünen Bohnen

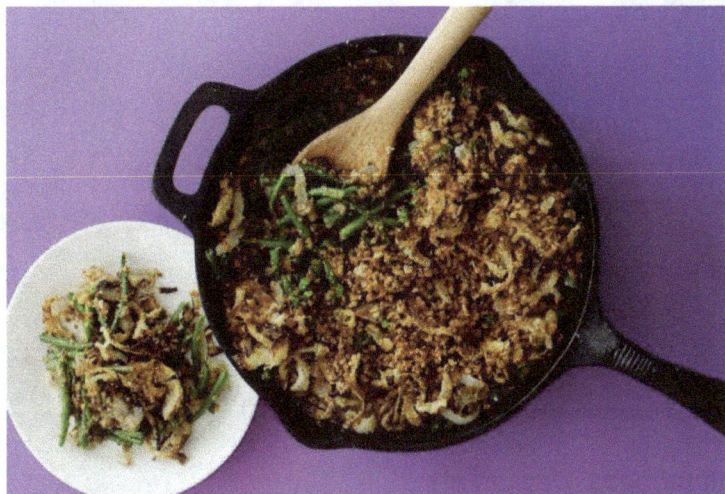

Ausbeute: 8 Portionen

Zutaten

- 3 Schalotten, in dünne Scheiben geschnitten

- 1/4 Tasse plus 2 Esslöffel Vollkornmehl

- 2 Esslöffel Panko-Semmelbrösel

- 1/4 Teelöffel Salz, geteilt

- 1 Pfund grüne Bohnen, getrimmt und halbiert

- 1 Pfund Champignons, gewürfelt

- 2 Knoblauchzehen, gehackt

- 1/4 Teelöffel schwarzer Pfeffer

- 1 Tasse natriumarme Gemüsebrühe

- 1 Tasse Magermilch

Richtungen:

a) Heizen Sie den Ofen auf 450 Grad Fahrenheit vor.

b) In Scheiben geschnittene Schalotten, 1/4 Tasse Mehl, Semmelbrösel und 1/8 Teelöffel Salz in einer Rührschüssel mischen.

c) Auf ein gefettetes Backblech streichen und 30 Minuten backen, nach 10 Minuten umrühren, bis sie goldbraun sind. Aus der Gleichung entfernen. Reduzieren Sie die Temperatur des Ofens auf 400 Grad Fahrenheit.

d) In der Zwischenzeit einen großen Topf mit Wasser zum Kochen bringen. Grüne Bohnen werden hinzugefügt und für 4-5 Minuten blanchiert.

e) Das Wasser abgießen und beiseite stellen.

f) In einer großen ofenfesten Pfanne das Öl bei mittlerer Hitze erhitzen. 5-6 Minuten kochen, bis Pilze, Knoblauch und 1/8 Teelöffel Salz und Pfeffer weich sind.

g) Fügen Sie die restlichen 2 Esslöffel Mehl zu der Pilzmischung hinzu und erhitzen Sie sie 1-2 Minuten lang, um den Geschmack des rohen Mehls wegzukochen. Die Brühe zum Köcheln bringen.

h) Die Milch hinzufügen und unter regelmäßigem Rühren 8-9 Minuten köcheln lassen oder bis die Mischung eindickt.

i) Gekochte grüne Bohnen in die Pilzmischung geben und mit knusprigen Zwiebeln servieren.

j) Backen Sie für 15 Minuten oder bis es Blasen wirft und gründlich erwärmt ist. Genießen!

60. Pommes mit Honig-Senf

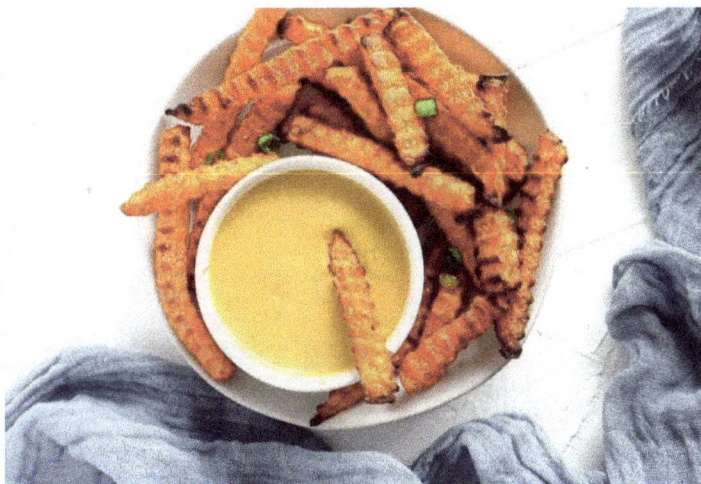

Ausbeute: 4 Portionen

Zutaten

- 2 mittelgroße Süßkartoffeln, geschält

- 1 Esslöffel Olivenöl

- 1/4 Teelöffel Salz

- 1/4 Teelöffel schwarzer Pfeffer

- 1/4 Teelöffel Knoblauchpulver

- 1/4 Teelöffel Paprika

- 1/4 Tasse ungesüßtes Apfelmus

- 2 Esslöffel Dijon-Senf

- 2 Esslöffel Honig

Richtungen:

a) Den Ofen auf 400 Grad Fahrenheit vorheizen.

b) Schneide Süßkartoffeln in winzige Streifen, wie Pommes Frites.

c) Olivenöl, Salz, Pfeffer, Knoblauchpulver und Paprika in einer Rührschüssel vermengen. In einer großen Rührschüssel die Süßkartoffelstreifen mit der Gewürzmischung mischen und gleichmäßig bestreichen.

d) Süßkartoffeln in einer gleichmäßigen Schicht auf ein vorbereitetes Backblech legen.

e) 20 Minuten backen, dabei zwei- oder dreimal wenden, bis sie goldbraun sind.

f) Apfelmus, Dijon-Senf und Honig in einer kleinen Rührschüssel mischen.

g) Genießen Sie Ihre Süßkartoffelpommes mit Honig-Senf-Dip!

SUPPEN UND SALATE

61. Hühnersalat in Kopfsalatbechern

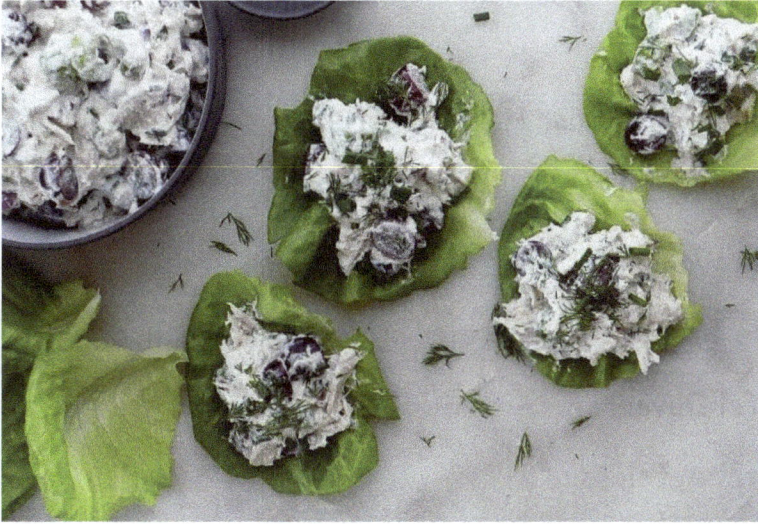

Ausbeute: 6 Portionen

Zutaten

- 2 knochenlose, hautlose Hähnchenbrust

- 1/4 Teelöffel, Salz, geteilt

- 1/4 Tasse Walnüsse

- 1/4 Tasse einfacher, fettfreier griechischer Joghurt

- 2 Esslöffel Olivenöl

- 2 Esslöffel Apfelessig

- Saft von 1 Zitrone

- 1/8 Teelöffel schwarzer Pfeffer

- 1 kleiner Apfel, gewürfelt

- 1 Tasse kernlose rote Trauben, gewürfelt

- 1/4 Tasse Rosinen

- 12 Blätter Boston- oder Bibb-Salat

Richtungen:

a) In einem großen Topf die Hähnchenbrust mit Wasser bedecken. Mit 1/8 Teelöffel Salz zum Kochen bringen. Nach 30 Minuten Kochen beiseite stellen. Nachdem das Huhn abgekühlt ist, zerkleinern Sie es mit zwei Gabeln.

b) In der Zwischenzeit die Walnüsse in einer kleinen trockenen Bratpfanne bei mittlerer Hitze 3 Minuten rösten, oder bis sie duften. Vor dem Servieren abkühlen lassen. Sobald die Walnüsse abgekühlt sind, grob hacken.

c) Mischen Sie in einer großen Rührschüssel Joghurt, Olivenöl, Essig, Zitronensaft, Pfeffer und den restlichen 1/8 Teelöffel Salz.

d) Das Dressing mit dem zerkleinerten Hähnchen, den gerösteten Walnüssen, dem Apfel, den Trauben, dem Sellerie und den Rosinen mischen.

e) Salatbecher zur Hälfte mit Hühnersalat füllen, dann servieren.

62. Kürbis-Bohnen-Suppe

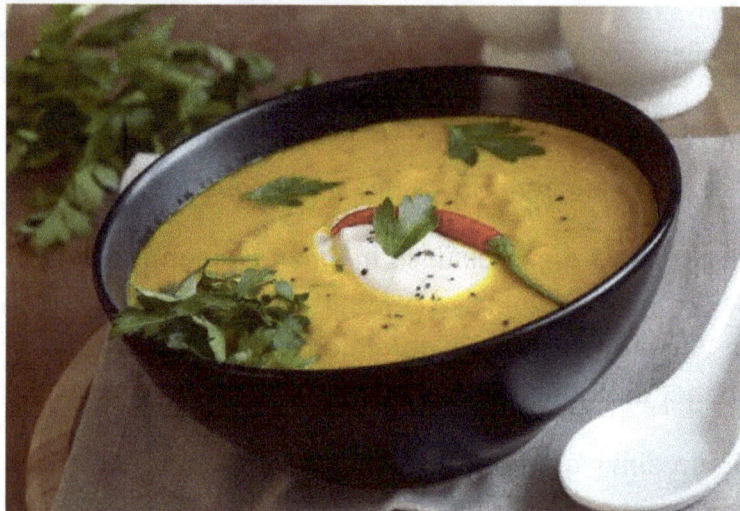

Ausbeute: 4 Portionen

Zutaten

- 1 mittelgroßer Butternusskürbis

- 1 Esslöffel Olivenöl

- 1 mittelsüße Zwiebel, gewürfelt

- 2 Knoblauchzehen, gehackt

- 4 Tassen natriumarme Gemüsebrühe

- 1/4 Teelöffel schwarzer Pfeffer

- 1/4 Teelöffel gemahlene Muskatnuss

- 1/8 Teelöffel Salz

- 1, 15-Unzen-Dose natriumarme weiße Bohnen, abgetropft und gespült

Richtungen:

a) Bereiten Sie den Kürbis vor, indem Sie die Enden abschneiden und schälen. Schöpfen Sie die Samen aus, nachdem Sie sie halbiert haben. Den in kleine Würfel geschnittenen Kürbis beiseite stellen.

b) In einem großen Topf mit hohem Rand das Olivenöl erhitzen. Zwiebel und Knoblauch 3-4 Minuten anbraten, oder bis sie weich sind.

c) Kombinieren Sie den Kürbis, die weißen Bohnen und die Gemüsebrühe in einer großen Rührschüssel. Zugedeckt aufkochen.

d) Reduzieren Sie die Hitze auf niedrig und kochen Sie für 15-20 Minuten. Mit Salz, Pfeffer und Muskat abschmecken.

e) Vom Herd nehmen und 10 Minuten zum Abkühlen beiseite stellen. Gießen Sie die Hälfte der Suppe in einen Mixer und entfernen Sie das Mittelstück des Deckels, damit der Dampf entweichen kann. Mischen, bis es vollständig glatt ist.

f) Wiederholen Sie dies mit der restlichen Hälfte der Suppe und mischen Sie dann alles zusammen. Servieren und Spaß haben!

63. Gemüse und Farro

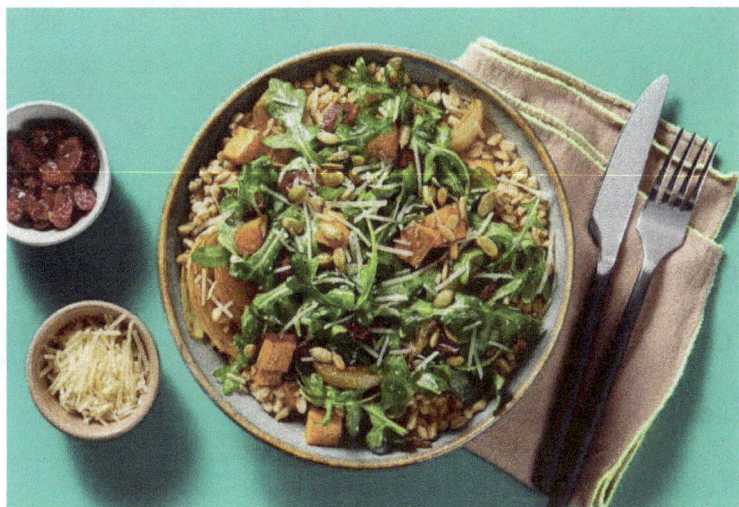

Ausbeute: 8 Portionen

Zutaten

- 2 Karotten, geschält und in Scheiben geschnitten

- 2 Pastinaken, geschält und in Scheiben geschnitten

- 8 Unzen Rosenkohl, getrimmt

- 1/4 Tasse Olivenöl, geteilt

- 1/4 Teelöffel Salz, geteilt

- 1/4 Teelöffel schwarzer Pfeffer, geteilt

- 1 Tasse Farro, trocken

- 1 Esslöffel Apfelessig

- 2 Teelöffel Dijon-Senf

- 1/4 Tasse Pekannüsse, grob gehackt

- 1/4 Tasse Rosinen

Richtungen:

a) Den Ofen auf 400 Grad Fahrenheit vorheizen.

b) Karotten, Pastinaken und Rosenkohl mit 2 Esslöffeln Olivenöl, 1/8 Teelöffel Salz und 1/8 Teelöffel Pfeffer auf einer geölten Backform schwenken.

c) 20-25 Minuten braten, bis sie durchgegart und an den Rändern knusprig sind, nach der Hälfte der Zeit wenden.

d) Farro sollte nach Packungsempfehlung gekocht werden.

e) Kombinieren Sie die restlichen 2 Esslöffel Olivenöl, den restlichen 1/8 Teelöffel Salz, den restlichen 1/8 Teelöffel Pfeffer, den Apfelessig und den Dijon-Senf in einer kleinen Schüssel.

f) Die Pekannüsse in einer trockenen Bratpfanne bei mittlerer Hitze ca. 2-3 Minuten rösten, bis sie aromatisch sind.

g) Kombinieren Sie geröstetes Gemüse, gekochten Farro, Dressing, geröstete Walnüsse und Rosinen in einer großen Rührschüssel.

64. Süßkartoffel-Kokos-Suppe

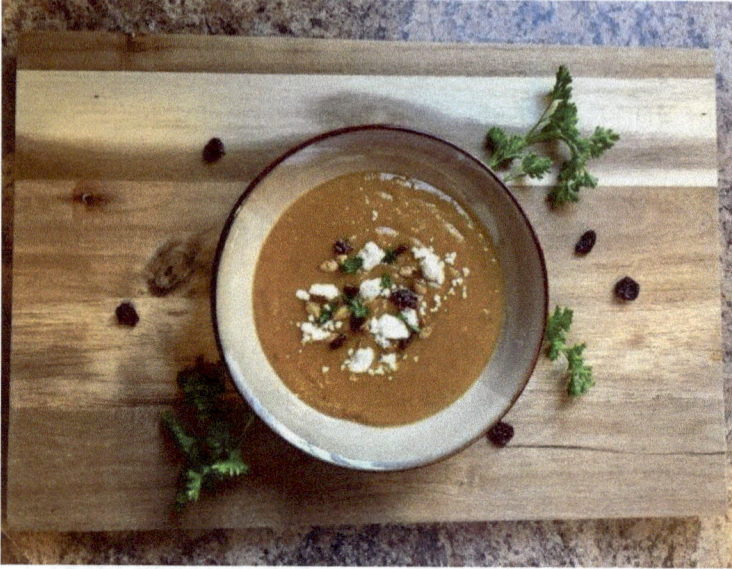

Ausbeute: 4 Portionen

Zutaten

- 1 1/2 Esslöffel Olivenöl, geteilt

- 1 kleine Vidalia-Zwiebel, gewürfelt

- 3 Knoblauchzehen, gehackt

- 1 große Süßkartoffel, geschält und gewürfelt

- 2 Esslöffel Currypulver

- 1/4 Teelöffel Salz

- 1/4 Teelöffel schwarzer Pfeffer

- 1/8 Teelöffel Cayennepfeffer (optional)

- 3 Tassen Kokosmilchgetränk, ungesüßt

- 1 Tasse natriumarme Kichererbsen, abgetropft und gespült

- 1/4 Teelöffel Knoblauchpulver

- 1/4 Teelöffel Zwiebelpulver

- 1/4 Teelöffel Paprika

Richtungen:

a) In einem großen Suppentopf 1 Esslöffel Olivenöl bei mittlerer Hitze erhitzen. Kochen Sie für 4-5 Minuten oder bis die Zwiebel weich ist. Kochen Sie für weitere 30 Sekunden, nachdem Sie den Knoblauch hinzugefügt haben.

b) Kombinieren Sie in einer großen Rührschüssel Süßkartoffeln, Currypulver, Salz, Pfeffer und Cayennepfeffer, falls verwendet. Weitere 5 Minuten kochen. Mit Kokosmilch bedecken.

c) Zum Kochen bringen und 20-25 Minuten kochen lassen, oder bis die Süßkartoffeln weich sind.

d) In der Zwischenzeit die Kichererbsen abtropfen lassen und abspülen, dann gründlich mit einem sauberen Geschirrtuch oder Küchenpapier abtrocknen, bevor sie in eine Rührschüssel gegeben werden. Rühren Sie den restlichen 1/2 Esslöffel Olivenöl, das Knoblauchpulver, das Zwiebelpulver und das Paprikapulver ein.

e) Kochen Sie die Kichererbsen in einer großen Pfanne bei mittlerer Hitze. Toasten, bis die Ränder leicht knusprig sind.

f) Wenn die Kartoffeln weich sind, die Suppe vom Herd nehmen und zum Abkühlen beiseite stellen. Die Hälfte der Suppe sollte in einem Mixer gemixt werden, wobei das Mittelstück des Deckels entfernt wird, damit der Dampf entweichen kann.

g) Mischen, bis es vollständig glatt ist. Kombinieren Sie die restliche Hälfte der Suppe und wiederholen Sie mit der restlichen Hälfte. Alternativ die Suppe mit einem Pürierstab pürieren.

h) Suppe in eine Schüssel geben und mit knusprigen Kichererbsen toppen.

65. Cremige Brokkolisuppe

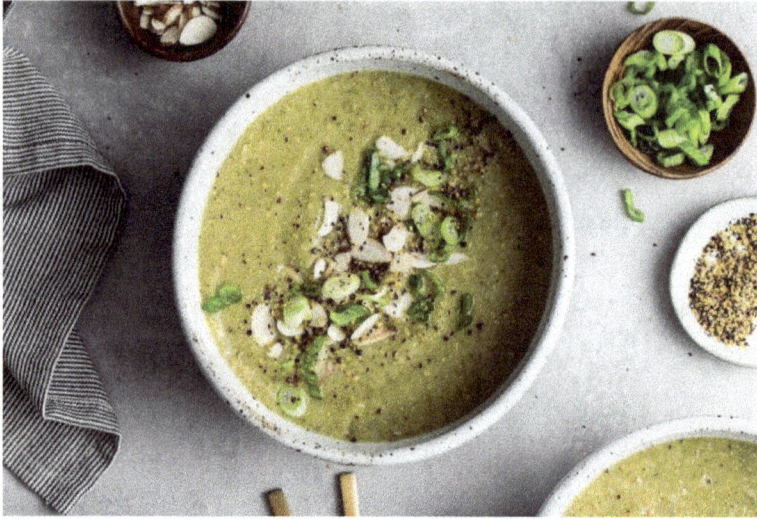

Ausbeute: 8 Portionen

Zutaten

- 1 Esslöffel Olivenöl

- 1 mittelsüße Zwiebel, gewürfelt

- 2 Knoblauchzehen, gehackt

- 1 Esslöffel Vollkornmehl

- 3 Tassen natriumarme Gemüsebrühe

- 1 großer Brokkoli, in Röschen zerteilt

- 2 mittelgroße Rotkartoffeln, gewürfelt

- 1/4 Teelöffel schwarzer Pfeffer

- 1 Tasse fettfreie Milch

- Frischer Schnittlauch

Richtungen:

a) In einem großen Topf mit hohem Rand das Olivenöl erhitzen. Zwiebel und Knoblauch 3-5 Minuten anbraten, oder bis sie weich sind.

b) Rühren Sie das Mehl ein, bis der Rohmehlgeschmack verschwunden ist, etwa 1-2 Minuten. Mit der Gemüsebrühe aufkochen.

c) Sobald das Wasser kocht, den Brokkoli und die Kartoffeln hinzugeben und abdecken. 15-20 Minuten kochen.

d) Vom Herd nehmen und etwas abkühlen lassen. Die Hälfte der Suppe in einem Mixer glatt pürieren.

e) Wiederholen Sie dies mit der restlichen Hälfte der Suppe und mischen Sie dann alles zusammen. Alternativ die Suppe mit einem Pürierstab pürieren.

f) Die Suppe zurück in den Topf geben und bei schwacher Hitze unter ständigem Rühren kochen. Mit Ihren bevorzugten Kräutern wie Schnittlauch oder Petersilie abschließen und servieren.

66. Grünkohlcremesuppe

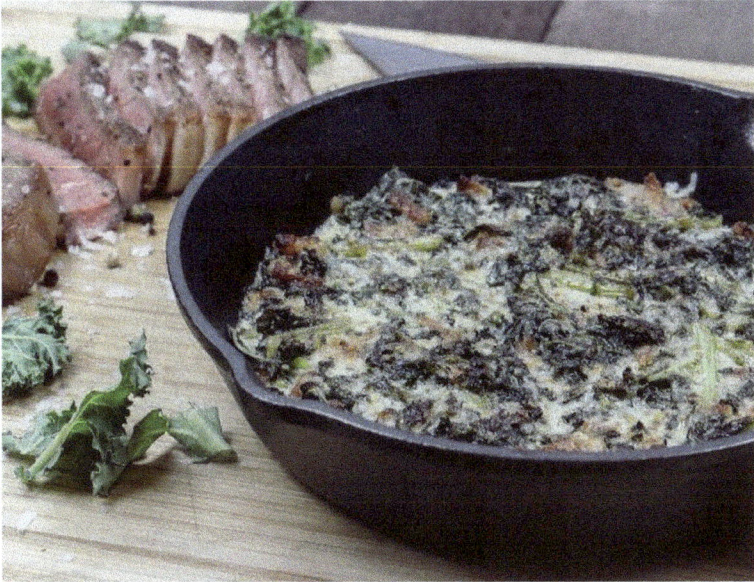

Ausbeute: 8 Portionen

Zutaten

- 2 Esslöffel Olivenöl

- 1 Vidalia-Zwiebel, gewürfelt

- 4 Knoblauchzehen, gehackt

- 2 Pfund Grünkohl, fein gehackt

- 1 Tasse einfacher, fettfreier griechischer Joghurt

- 1/4 Tasse Parmesankäse

- 1/2 Teelöffel schwarzer Pfeffer

Richtungen:

a) In einer großen Bratpfanne das Olivenöl bei mittlerer Hitze erhitzen. Kochen Sie für 3-4 Minuten oder bis Zwiebel und Knoblauch weich sind.

b) Fügen Sie den Grünkohl und einen Spritzer Wasser hinzu, decken Sie ihn ab und lassen Sie ihn 8-10 Minuten köcheln, oder bis das Grün weich und welk ist.

c) Nehmen Sie die Pfanne vom Herd und fügen Sie den griechischen Joghurt, den Parmesankäse und den schwarzen Pfeffer hinzu.

67. Quinoa-Rucola-Salat

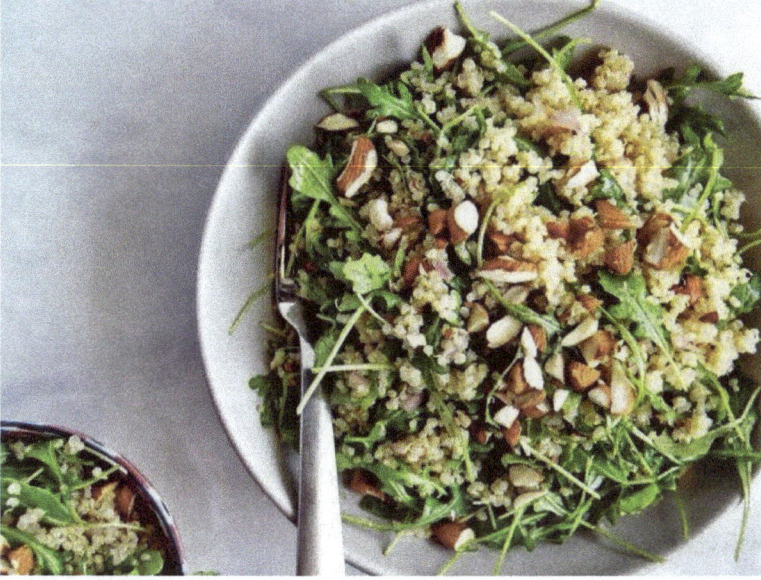

Ausbeute: 6 Portionen

Zutaten

- 1 Tasse Quinoa

- 3 Esslöffel Zitronensaft

- 3 Esslöffel Olivenöl

- 1/4 Teelöffel Pfeffer

- 1/8 Teelöffel Salz

- 2 Tassen Wassermelone, in kleine Würfel geschnitten

- 2 Tassen Baby-Rucola

- 1 Tasse Kirschtomaten, halbiert

- 1/4 Tasse frische Minze, grob gehackt

- 2 Esslöffel Walnüsse, grob gehackt

Richtungen:

a) Befolgen Sie die Packungsanweisungen zum Kochen von Quinoa. Vor dem Servieren auf Zimmertemperatur abkühlen lassen.

b) In einer kleinen Schüssel Zitronensaft, Olivenöl, Pfeffer und Salz verrühren und beiseite stellen.

c) Gekühlten Quinoa, Wassermelone, Rucola, Kirschtomaten, Minze, Walnüsse und Dressing in einer großen Rührschüssel mischen.

d) Alles zusammen anrichten, servieren und genießen!

68. Gemischter grüner Salat mit Rüben

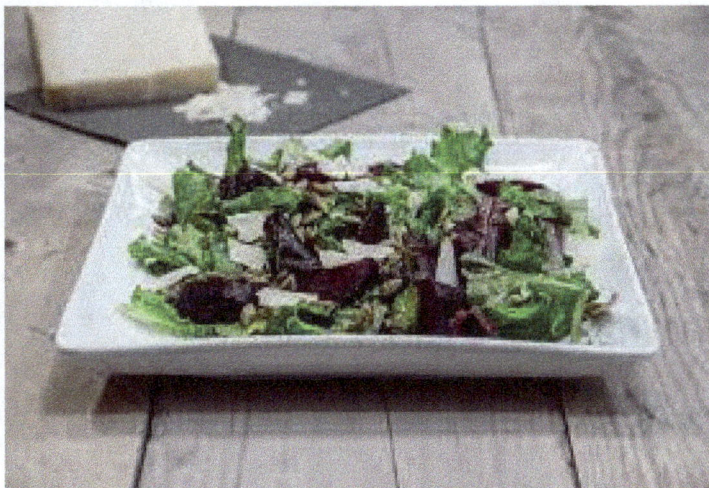

Ausbeute: 4 Portionen

Zutaten

- 2 mittelgroße Rüben, Spitzen getrimmt

- 2 Esslöffel mit Kalzium angereicherter Orangensaft

- 1 1/2 Teelöffel Honig

- 1/8 Teelöffel Salz

- 1/8 Teelöffel schwarzer Pfeffer

- 1/4 Tasse Olivenöl

- 2 Esslöffel rohe, geschälte Sonnenblumenkerne

- 1 Orange, in Segmente geschnitten

- 3 Tassen verpackter gemischter Blattsalat

- 1/4 Tasse fettreduzierter Feta-Käse, zerbröselt

Richtungen:

a) In einem mittelgroßen Topf die Rüben mit Wasser bedecken. Zum Kochen bringen, dann auf niedrige Hitze herunterschalten.

b) Zugedeckt 20-30 Minuten garen, oder bis die Gabel weich ist. Rüben sollten abgetropft werden.

c) Wenn die Rüben kühl genug zum Anfassen sind, schälen Sie sie unter fließendem Wasser und schneiden Sie sie in Spalten.

d) In der Zwischenzeit Orangensaft, Honig, Knoblauch, Salz und Pfeffer in einem Glas verrühren.

e) Das Olivenöl einrühren, bis das Dressing glatt ist. Aus der Gleichung entfernen.

f) In einer kleinen Bratpfanne die Butter bei mittlerer Hitze schmelzen.

g) Sonnenblumenkerne in einer trockenen Bratpfanne 2-3 Minuten rösten, oder bis sie duften.

h) Rüben, Sonnenblumenkerne, Orangenfilets, gemischtes Blattgemüse und Feta-Käse in einer großen Servierschüssel mischen.

i) Mit einem Spritzer Dressing servieren.

69. Rosenkohlsalat

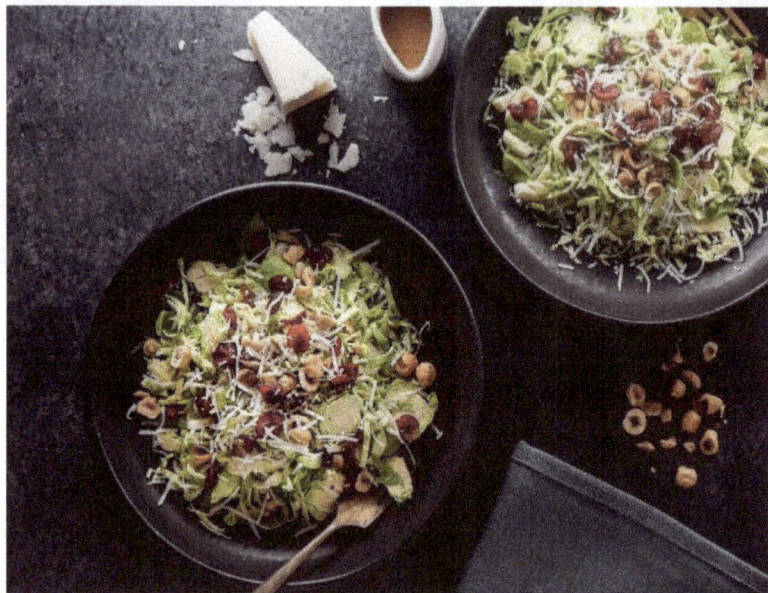

Ausbeute: 6 Portionen

Zutaten

- 1 Tasse trockener Bulgur

- 8 Unzen Rosenkohl

- 1 Granatapfel

- 1 Birne, gewürfelt

- 1/4 Tasse Walnüsse, grob gehackt

- 1 mittelgroße Schalotte, gehackt

- 2 Esslöffel Olivenöl

- 2 Esslöffel Balsamico-Essig

- 1/8 Teelöffel Salz

- 1/8 Teelöffel Pfeffer

- Roher Rosenkohlsalat

Richtungen:

a) Kombinieren Sie 2 Tassen kaltes Wasser und trockenen Bulgur in einer kleinen Soßenpfanne. Zum Kochen bringen, dann auf eine niedrige Hitzestufe reduzieren und gelegentlich umrühren.

b) 12-15 Minuten köcheln lassen oder bis der Bulgur weich ist. Überschüssige Flüssigkeit sollte abgegossen und zum Abkühlen beiseite gestellt werden.

c) Schneiden Sie die Stängel ab und entfernen Sie alle zähen oder vertrockneten Blätter des Rosenkohls.

d) Rosenkohl von oben nach unten halbieren, Strunk entfernen. Legen Sie den Rosenkohl mit der Schnittseite nach unten und beginnen Sie, ihn von oben nach unten in dünne Scheiben zu schneiden, um ihn zu zerkleinern.

e) In einer großen Rührschüssel den Rosenkohl vorsichtig schwenken, bis die Schichten auseinanderbrechen, dann beiseite stellen.

f) Entfernen Sie die Kerne aus dem Granatapfel.

g) Sobald der Granatapfel eingeritzt ist, drehen Sie ihn, um ihn in zwei Hälften zu teilen, und ziehen Sie die Haut vorsichtig ab, um die Kerne zu entfernen. Halte die Schnittfläche des Granatapfels über eine Schüssel und schlage mit einem Holzlöffel auf die Rückseite, bis alle Kerne herausfallen.

h) Den Rosenkohl mit den Granatapfelkernen, Walnüssen und Birnen mischen. Den Bulgur mit einer Gabel durchschwenken und mit dem Salat servieren.

i) Kombinieren Sie Schalotte, Öl, Essig, Salz und Pfeffer in einer separaten kleinen Schüssel.

j) Den Salat zum Mischen in das Dressing geben. Servieren und genießen!

70. Herzfreundliche vegetarische Pfannengerichte

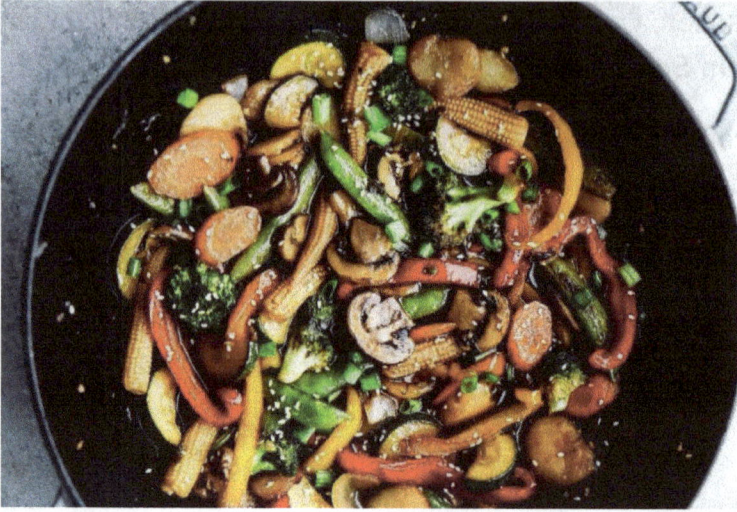

Ausbeute: 6 Portionen

Zutaten

- 1 Esslöffel Pflanzenöl

- 1 rote Paprika, in Julienne geschnitten

- 1 gelbe Paprika, in Julienne geschnitten

- 2 Frühlingszwiebeln, in Scheiben geschnitten, Weiß und Grün getrennt

- 1 kleine Zucchini, längs halbiert

- 1 Karotte, geraspelt

- 3 Tassen Pak Choi, in dünne Scheiben geschnitten

- 1/2 Tasse Kaiserschoten

- 1 1/2 Esslöffel natriumarme Sojasauce

- 1 Esslöffel Sesamöl

- 1 1/2 Tasse gekochter brauner Reis

- 1 Esslöffel Sesam

Richtungen:

a) In einer großen Bratpfanne das Öl bei mittlerer Hitze erhitzen.

b) 3-4 Minuten kochen, oder bis Paprika, Frühlingszwiebeln und Knoblauch weich sind.

c) Zucchini, Karotte und Pak Choi hinzugeben und weitere 3-4 Minuten köcheln lassen, oder bis der Pak Choi zusammengefallen und die Zucchini gebräunt ist.

d) Zuckererbsen dazugeben und weitere 1-2 Minuten köcheln lassen.

e) Sojasauce und Sesamöl hinzugeben und weitere 2-3 Minuten köcheln lassen.

f) Verteilen Sie die Gemüsemischung gleichmäßig über 1/4 Tasse gekochten braunen Reis. Mit Sesamsamen und gehacktem Frühlingszwiebeln bestreuen. Genießen!

71. Brokkoli anbraten

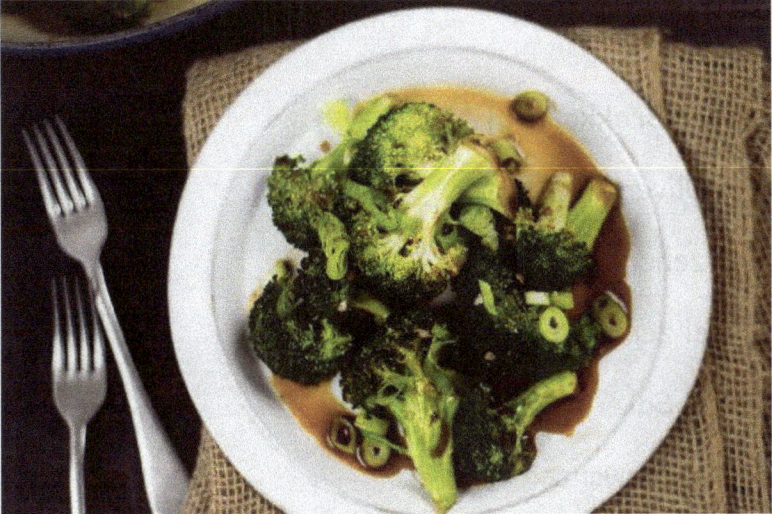

Ausbeute: 8 Portionen

Zutaten

- 1 mittelgroßer Brokkolikopf

- 2 Esslöffel Olivenöl

- 2 Knoblauchzehen, gehackt

- 1/4 Teelöffel zerkleinerte Paprikaflocken

- 1/4 Teelöffel Salz

- 1/4 Teelöffel schwarzer Pfeffer

- 1/2 Tasse natriumarme Gemüsebrühe

Richtungen:

a) Brokkolistiele in dünne Scheiben schneiden und Brokkoliröschen in mundgerechte Stücke schneiden.

b) In einer großen Pfanne das Olivenöl bei mittlerer Hitze erhitzen. 30 Sekunden lang garen, oder bis die Knoblauch- und Paprikaflocken (falls verwendet) aromatisch sind.

c) 3–4 Minuten mit Brokkoli, Salz und schwarzem Pfeffer garen.

d) Die Flüssigkeit mit der Gemüsebrühe oder Wasser zum Köcheln bringen.

e) Kochen Sie für 6-8 Minuten oder bis der Brokkoli weich ist, wenn Sie ihn mit einer Gabel einstechen. Restliche Flüssigkeit abgießen und servieren!

72. Knisternder Krautsalat

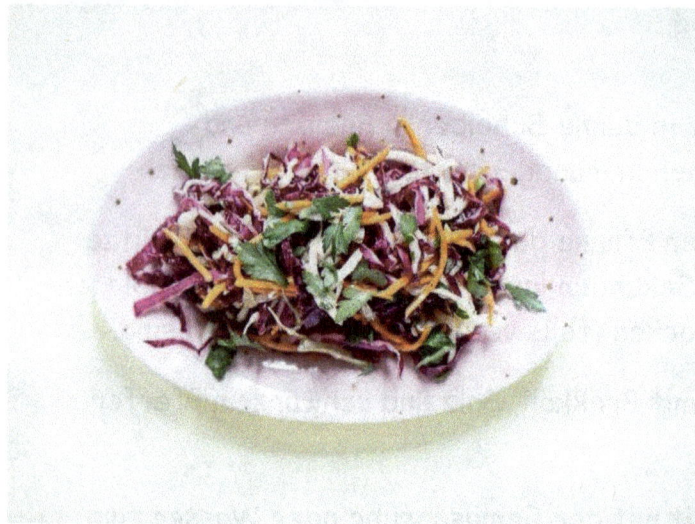

Ausbeute: 4 Portionen

Zutaten

- 1/2 kleiner Rotkohl, geraspelt

- 2 Karotten, geraspelt

- 1 Granny-Smith-Apfel, in Julienne geschnitten

- 2 Esslöffel fettfreier griechischer Naturjoghurt

- 2 Esslöffel Olivenöl

- 1 Esslöffel Apfelessig

- Saft von 1 Zitrone

- 1/4 Teelöffel Salz

- 1/4 Teelöffel schwarzer Pfeffer

Richtungen:

a) Joghurt, Olivenöl, Essig, Zitronensaft, Salz und Pfeffer in einer großen Rührschüssel mischen.

b) Wirf den zerkleinerten Kohl, die Karotten und die Äpfel hinein, um sie gleichmäßig zu bedecken.

c) Um die besten Ergebnisse zu erzielen, wickeln Sie den Krautsalat in Plastikfolie ein und kühlen Sie ihn mindestens 1 Stunde lang, damit sich die Aromen vermischen können.

73. Quinoa, Apfel und Rosinensalat

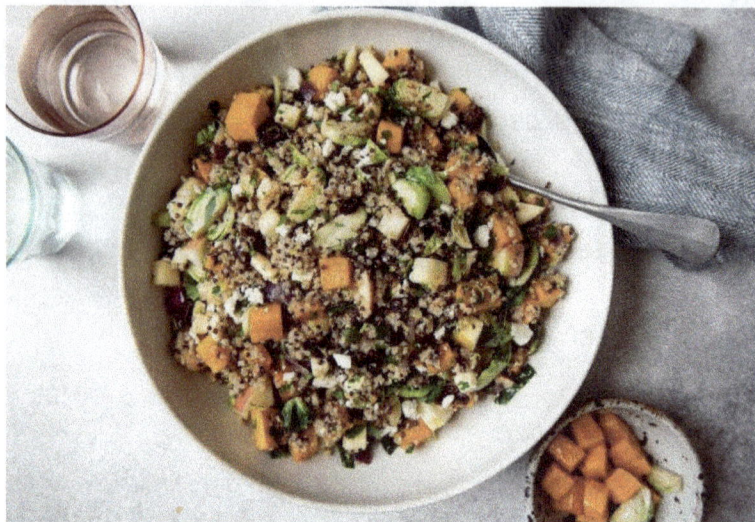

Ausbeute: 4 Portionen

Zutaten

- 1 Tasse Quinoa

- 1/4 Tasse gehobelte Mandeln

- 2 Esslöffel Apfelessig

- 2 Esslöffel Honig

- 1 Esslöffel Olivenöl

- 1/4 Teelöffel Salz

- 1/4 Teelöffel schwarzer Pfeffer

- 2 Tassen Grünkohl, fein gehackt

- 1 Granny-Smith-Apfel, gewürfelt

- 1/3 Tasse Rosinen

- 2 Esslöffel Petersilie, fein gehackt

Richtungen:

a) Befolgen Sie die Packungsanweisungen zum Kochen von Quinoa. Vor dem Servieren auf Zimmertemperatur abkühlen lassen.

b) In der Zwischenzeit die Mandeln in einer kleinen trockenen Bratpfanne bei mittlerer Hitze 3 Minuten rösten, oder bis sie duften. Vor dem Servieren abkühlen lassen.

c) Apfelessig, Honig, Olivenöl, Salz und Pfeffer in einer großen Rührschüssel mischen. Den gehackten Grünkohl mit den Händen 3-5 Minuten lang hineingeben, oder bis der Grünkohl weich geworden ist.

d) Geben Sie die abgekühlte Quinoa, den Apfel, die Rosinen und die Petersilie in die Apfelessig-Grünkohl-Mischung, um sie einzuarbeiten. Dienen

74. Farro-Salat mit Edelerbsen-Pesto

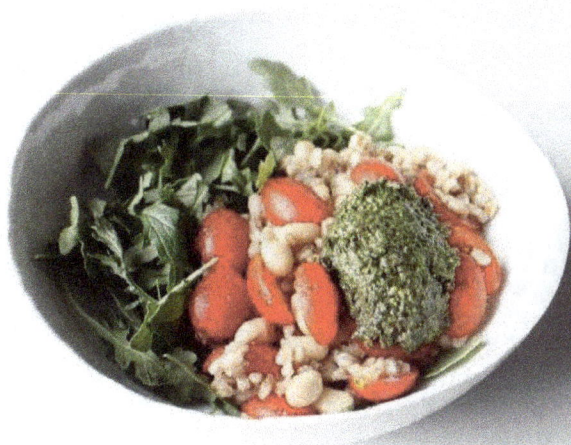

Ausbeute: 8 Portionen

Zutaten

- 1 Tasse Farro, trocken

- 1 1/2 Tasse gefrorene Erbsen, aufgetaut

- 1/4 Tasse Parmesankäse

- 2 Knoblauchzehen

- 2 Esslöffel Sonnenblumenkerne, Geschält

- 1/4 Teelöffel schwarzer Pfeffer

- 1/4 Tasse Olivenöl

- 1/2 Tasse natriumarme weiße Bohnen aus der Dose

- 1 Pint Kirsch- oder Traubentomaten

- 1 gelbe Paprika, gewürfelt

- Schale von 1/2 Zitrone

Richtungen:

a) Farro sollte nach Packungsempfehlung gekocht werden. Vor dem Servieren auf Zimmertemperatur abkühlen lassen.

b) Kombinieren Sie in einer Küchenmaschine oder einem Mixer aufgetaute Erbsen, Parmesan, Knoblauch, Sonnenblumenkerne und Pfeffer.

c) Pulsieren, bis die Erbsen fein gehackt und alle Zutaten gründlich vermischt sind. Während die Küchenmaschine arbeitet, das Olivenöl langsam hineintropfen lassen, bis die Soße glatt ist.

d) Gekühlten Farro, Pesto-Sauce, weiße Bohnen, Tomaten, Paprika und Zitronenschale in einer großen Rührschüssel mischen.

e) Alle Zutaten in einer Rührschüssel vermengen, dann servieren und genießen!

75. Quinoa-Salat mit Käse

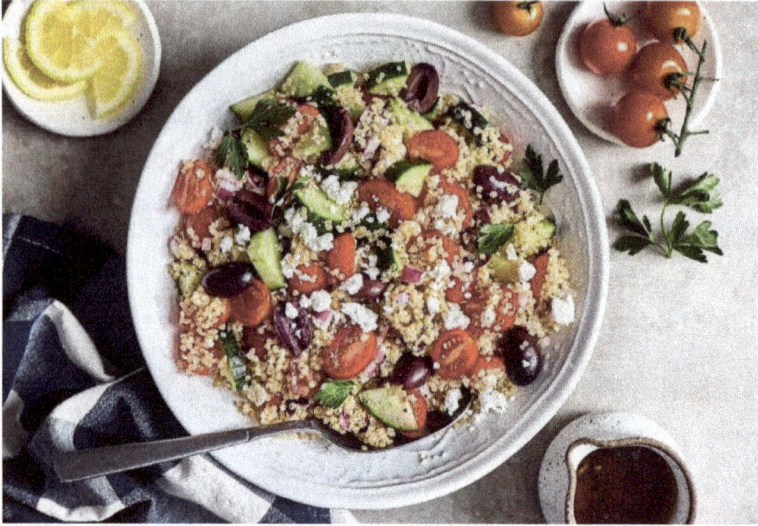

Ausbeute: 4 Portionen

Zutaten

- 1 Tasse Quinoa

- 1 Esslöffel Olivenöl

- 2 Knoblauchzehen, gehackt

- Saft von 1/2 Zitrone

- 1/8 Teelöffel Salz

- 1/8 Teelöffel schwarzer Pfeffer

- 1 Tasse Kirschtomaten, geviertelt

- 1 kleine gelbe Paprika, gewürfelt

- 1 kleine Gurke gewürfelt

- 1/2 Tasse fettreduzierter Feta-Käse, zerbröselt

- 1 Esslöffel gehackter frischer Dill

Richtungen:

a) Befolgen Sie die Packungsanweisungen zum Kochen von Quinoa. Vor dem Servieren auf Zimmertemperatur abkühlen lassen.

b) Olivenöl, Knoblauch, Zitronensaft, Salz und Pfeffer in einer großen Rührschüssel vermengen.

c) In einer Rührschüssel gekühlten Quinoa, Kirschtomaten, Paprika, Gurken, Feta-Käse und Dill mit dem Dressing mischen.

76. Rucola-Birnen-Salat

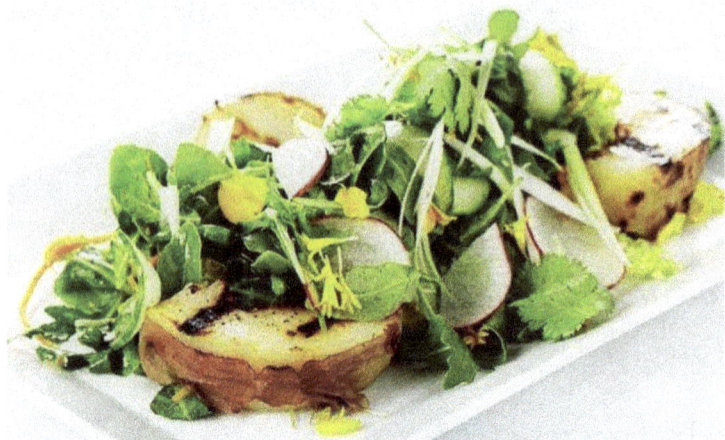

Portionen: 8

Zutaten

- $\frac{1}{2}$ Tasse gehackte Walnüsse

- 2 feste rote Bartlett-Birnen

- 5 Tassen Kopfsalat

- 4 Tassen Rucola, getrimmt, gewaschen und getrocknet

- Dressing

Richtungen

a) In einer kleinen Schüssel Schalotte, Brühe, Öl, Essig, Senf, Salz und Pfeffer verquirlen.

b) Für den Salat die Walnüsse in einer kleinen trockenen Pfanne bei mittlerer Hitze 2 bis 3 Minuten rösten und dabei regelmäßig wenden. In eine flache Schüssel geben und zum Abkühlen beiseite stellen.

c) Birnen kurz vor dem Servieren in je 16 Scheiben schneiden. In ein großes Mischbecken geben. Mit 1 Esslöffel des Dressings überziehen.

d) Salat, Rucola und das restliche Dressing unterheben. Die Mischung auf 8 Teller verteilen.

e) Mit Walnüssen darüber servieren.

77. Bunter Gemüsesalat

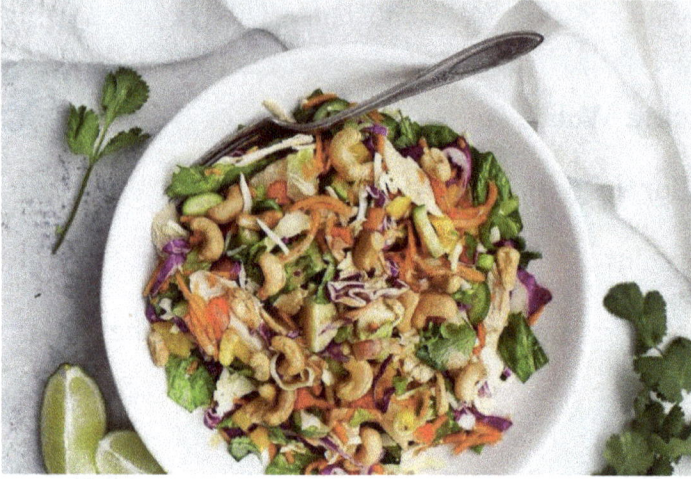

Portionen: 6

Zutaten

- 2 Tassen verpackter Grünkohl oder Spinat, gehackt

- 1 $\frac{1}{2}$ Tassen gefrorener Mais, aufgetaut

- 1 Tasse gehackte Tomaten

- 1 Tasse geschälte, gehackte Gurke

- $\frac{1}{2}$ Tasse geschälte, gefrorene Edamame, aufgetaut

- $\frac{1}{2}$ Tasse gehackte rote Zwiebel

- 1 Avocado, gewürfelt

- 2 Esslöffel Limettensaft

- 1 Esslöffel Olivenöl Pfeffer, nach Geschmack

Richtungen

a) Grünkohl, Mais, Tomaten, Gurke, Edamame, rote Zwiebel und Avocado in einem großen Rührbecken mischen.

b) Kombinieren Sie den Limettensaft und das Öl in einer kleinen Schüssel.

c) Mit Salz und Pfeffer abschmecken, nachdem die Grünkohlmischung durchgeschwenkt wurde.

78. Gazpacho-Salat

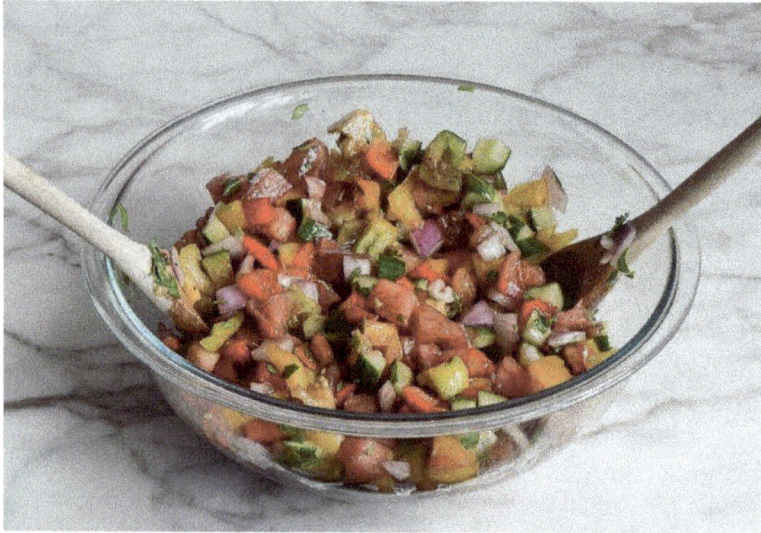

Portionen: 6

Zutaten

- 1 ½ Tassen Tomaten, grob gehackt

- 1 Tasse Gurke, geschält, entkernt und gewürfelt

- ¾ Tasse gehackte Zwiebel

- ½ Tasse gehackte rote Paprika

- ½ Tasse Maiskörner, gekocht und abgetropft

- 1 Esslöffel Limettensaft

- 1 Esslöffel Rotweinessig

- 2 Teelöffel Wasser

- 1 Teelöffel natives Olivenöl extra

- 1 Teelöffel gehackter frischer Knoblauch

- ¼ Teelöffel Salz

- ¼ Teelöffel schwarzer Pfeffer Prise gemahlener roter Pfeffer

- 1 mittelgroßer Römersalat, zerrissen

- 1 Tasse Jicama, geschält und gewürfelt

- ½ Tasse frischer Koriander

Richtungen

a) In einer großen Rührschüssel alles vermengen und das Dressing darüber gießen.

79. Mango, Avocado und Bohnensalat

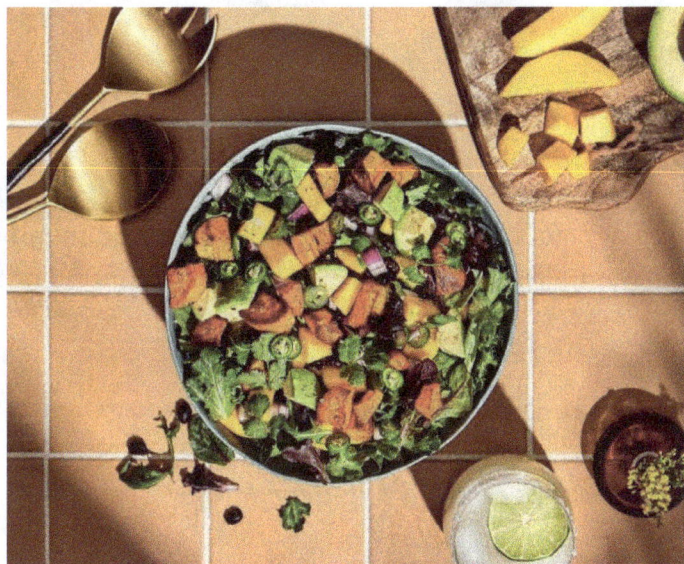

Portionen: 6

Zutaten

- 15 Unzen schwarze Bohnen aus der Dose ohne Salzzusatz, abgetropft, gespült

- 15,25 Unzen Vollkornmais in Dosen ohne Salzzusatz oder mit niedrigem Natriumgehalt

- 1 Tasse Avocado, gewürfelt

- 2 Mangos, in $\frac{1}{2}$-Zoll-Würfel geschnitten

- 2 Frühlingszwiebeln, in $\frac{1}{2}$-Zoll-Stücke geschnitten

- 1 rote oder grüne Paprika, entkernt, in $\frac{1}{2}$-Zoll-Stücke geschnitten

- 1 oder $\frac{1}{2}$ Jalapeño-Pfeffer, gewürfelt

- 3 Esslöffel frischer oder abgefüllter Limettensaft

- 1 Esslöffel Olivenöl

- 2 Esslöffel frischer Koriander, gehackt

- $\frac{1}{2}$ Teelöffel Chilipulver

- $\frac{1}{4}$ Teelöffel gemahlener schwarzer Pfeffer

- $\frac{1}{4}$ Teelöffel Salz

Richtungen

a) Waschen und trocknen Sie den Salat, bevor Sie ihn in 2-Zoll-Stücke schneiden oder reißen und auf 6 Schüsseln oder Teller verteilen.

b) Kombinieren Sie die schwarzen Bohnen, Mais, Mango, Avocado, Zwiebeln und Jalapeño-Pfeffer in einer großen Rührschüssel. Mischen Sie nicht, bis das Dressing hinzugefügt wird.

c) Mischen Sie in einem Glas mit sicherem Deckel Limettensaft, Olivenöl, Koriander, Chilipulver, schwarzen Pfeffer und Salz und schütteln Sie alles gut, um es zu vermischen. Über die Mango-Avocado-Kombination gießen.

d) Über Salat und gemischtem Gemüse servieren und vorsichtig schwenken.

80. Hühner- und Quinoasuppe

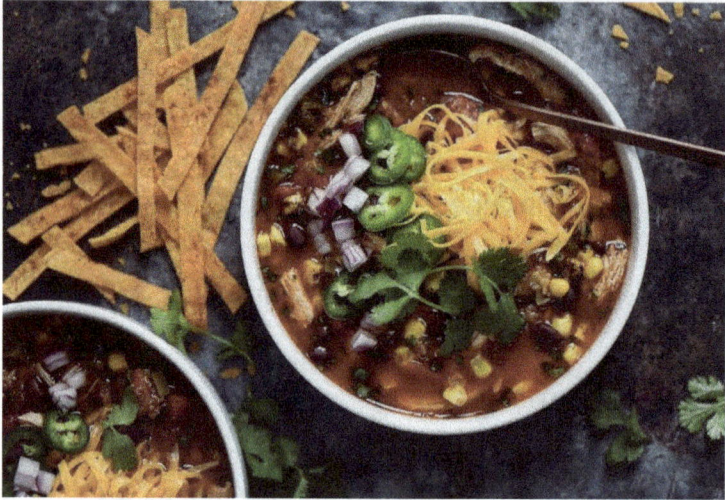

Portionen: 6

Zutaten

- 1 Pfund knochenlose, hautlose Hähnchenbrust, alles sichtbare Fett weggeworfen, in 1-Zoll-Würfel geschnitten

- 4 Tassen fettfreie, natriumarme Hühnerbrühe

- 1 große Zwiebel, gehackt

- $\frac{3}{4}$ Tasse Wasser

- 1 mittelgroße Karotte, in Scheiben geschnitten

- 3 große Knoblauchzehen, gehackt

- 1 Esslöffel gehackter, frischer Thymian

- 1 getrocknetes Lorbeerblatt

- $\frac{1}{4}$ Teelöffel Pfeffer

- ⅓ Tasse ungekochter Quinoa, gespült, abgetropft

- 2 Unzen Zuckererbsen, in Scheiben geschnitten

Richtungen

a) Kombinieren Sie das Huhn, die Brühe, die Zwiebel, das Wasser, die Karotte, den Knoblauch, den Thymian, das Lorbeerblatt und den Pfeffer in einem großen Topf.

b) Bei mittlerer Hitze zum Kochen bringen.

c) Die Hitze auf niedrig reduzieren und 5 Minuten leicht zugedeckt garen.

d) Fügen Sie die Quinoa hinzu und rühren Sie um, um zu kombinieren. 5 Minuten im Ofen

e) Fügen Sie die Erbsen hinzu und rühren Sie um, um zu kombinieren. Kochen Sie unter gelegentlichem Rühren 5 bis 8 Minuten lang oder bis die Quinoa gar ist und das Huhn in der Mitte nicht mehr rosa ist.

f) Vor dem Servieren der Suppe das Lorbeerblatt entfernen.

NACHSPEISEN

81. Miniatur-Pekannuss-Törtchen

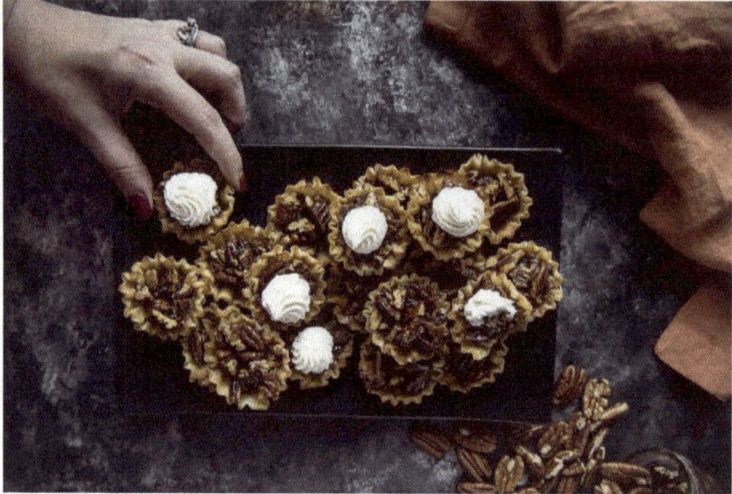

Ausbeute: 15 Portionen

Zutaten

- 1 EL Butter, geschmolzen

- 1 großes Ei

- 4 Teelöffel brauner Zucker

- 2 Esslöffel Honig

- 1/4 Teelöffel Vanilleextrakt

- 1/2 Tasse Pekannüsse, gehackt

- 15 Mini-Phyllo-Schalen

Richtungen:

a) Den Ofen auf 350 Grad Fahrenheit vorheizen.

b) In einem mittelgroßen Rührbecken alle Zutaten außer den Pekannüssen und Phyllo-Schalen hinzufügen und gründlich mischen. Die gehackten Pekannüsse hinzugeben und gut vermischen.

c) Legen Sie kleine Kuchenschalen in einer gleichmäßigen Schicht auf ein Backblech. Füllen Sie jede Schale zur Hälfte mit der Pekannussmischung. Wenn eine Mischung zurückbleibt, verteilen Sie sie gleichmäßig auf alle Schalen.

d) 10-15 Minuten backen. Vor dem Servieren abkühlen lassen.

82. Gegrillte Pfirsiche mit Joghurt

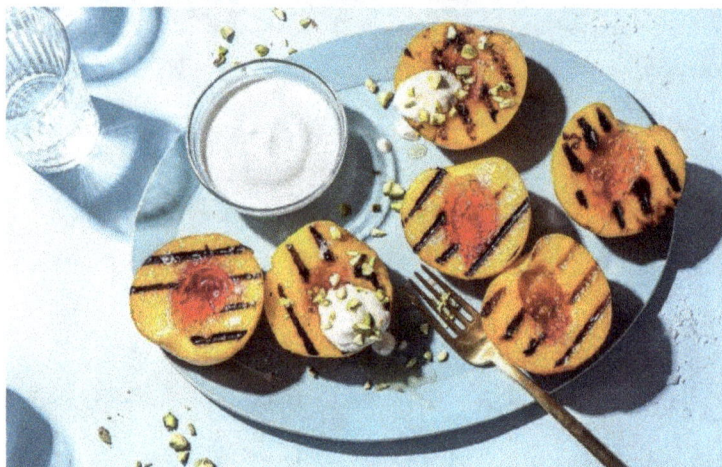

Ausbeute: 4 Portionen

Zutaten

- 4 reife Pfirsiche, entkernt und geviertelt

- 1 Esslöffel brauner Zucker

- 2 Teelöffel Vanilleextrakt, geteilt

- 1 1/2 Tassen Naturjoghurt ohne Fett

- 2 Esslöffel Honig

- 1/4 Tasse gehobelte Mandeln

Richtungen:

a) In einer großen Rührschüssel die geviertelten Pfirsiche, den braunen Zucker und 1 Teelöffel Vanilleessenz mischen. 10-15 Minuten zum Marinieren einplanen.

b) Kombinieren Sie in einer separaten Schüssel Joghurt, 1 Teelöffel Vanille und Honig; zur Seite legen.

c) Heizen Sie die Grillpfanne oder den Außengrill auf mittlere bis hohe Hitze vor. Legen Sie die Pfirsiche mit der Hautseite nach unten auf den Grill und garen Sie sie 3-4 Minuten oder bis Grillspuren entstehen.

d) Auf die restlichen Seiten geben und weitere 1-2 Minuten auf jeder Seite garen, oder bis Grillspuren entstehen.

e) In der Zwischenzeit die gehobelten Mandeln in einer kleinen trockenen Bratpfanne bei mittlerer Hitze 3 Minuten rösten, oder bis sie duften.

f) Die gegrillten Pfirsiche gleichmäßig auf vier Servierschalen verteilen. Mit gerösteten Nüssen und einem Klecks Joghurt toppen.

83. Warmer Apfelchip

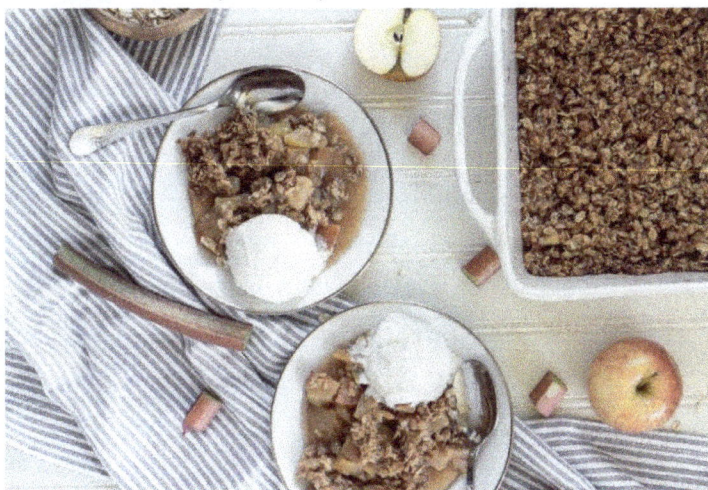

Ausbeute: 6 Portionen

Zutaten

- 3/4 Tasse altmodische Haferflocken

- 2 Esslöffel rohe, geschälte Sonnenblumenkerne

- 2 Esslöffel gehobelte Mandeln

- 1 1/2 Teelöffel gemahlener Zimt, geteilt

- 2 Esslöffel Honig

- 1 Esslöffel Pflanzenöl

- 1 Teelöffel Vanilleextrakt

- 2 Esslöffel Rosinen

- 6 Äpfel, geschält und gewürfelt

- 1/4 Tasse plus 2 Esslöffel Wasser

- 1/4 Tasse brauner Zucker

Richtungen:

a) Den Ofen auf 325 Grad Fahrenheit vorheizen.

b) Haferflocken, Sonnenblumenkerne, Mandeln und 1/2 Teelöffel Zimt in einer großen Rührschüssel mischen. Honig, Öl und Vanille unterrühren, bis alles gleichmäßig vermischt ist.

c) Ofen auf 350°F vorheizen und Müslimischung auf einem Backblech verteilen. 20-30 Minuten backen.

d) Um sicherzustellen, dass die Mischung gleichmäßig gart und nicht anbrennt, rühre sie alle 5-7 Minuten um.

e) Das Backblech aus dem Ofen nehmen und die Rosinen hineingeben. Aus der Gleichung entfernen.

f) Wasser in einem mittelgroßen Topf bei mittlerer Hitze erhitzen, während das Müsli backt.

g) Kombinieren Sie die gewürfelten Äpfel, den braunen Zucker und den restlichen 1 Teelöffel Zimt in einer Rührschüssel.

h) Erhitzen, bis die Äpfel weich sind. Die Äpfel herausnehmen und mit einer Gabel oder einem Kartoffelstampfer zerdrücken.

i) Kombinieren Sie zum Servieren 1/2 Tasse gekochte Äpfel mit 1/4 Tasse Müsli in einer Schüssel.

84. Bananen- und Beerenparfaits

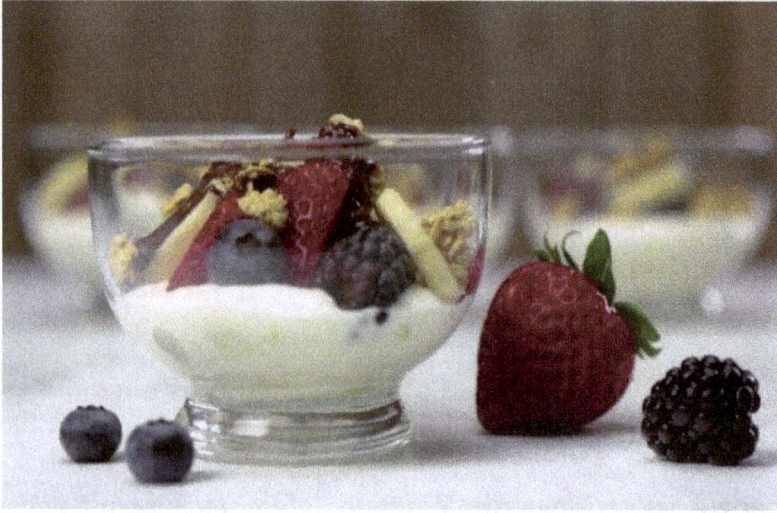

Portionen: 2

Zutaten

- 12 Unzen fettfreier griechischer Joghurt mit Ananas

- 1 Tasse geschnittene Erdbeeren ODER 1 Tasse gemischte Beeren

- 1 große Banane

- ¼ Tasse fettarmes Müsli

- 1 EL Kakao, ungesüßt

- 1 EL Puderzucker

- 2 Teelöffel heißes Wasser

Richtungen

a) Für die Parfaits etwa 13 Tassen Joghurt, 14 Tassen geschnittene Erdbeeren, 14 Tassen geschnittene Bananen und 1 Esslöffel Müsli in eine kleine Schüssel geben.

b) Kakao, Puderzucker und kochendes Wasser in einer kleinen Tasse glatt rühren.

c) 1 Teelöffel des Dressings über jedes Parfait träufeln.

85. Heidelbeer-Pfirsich knackig

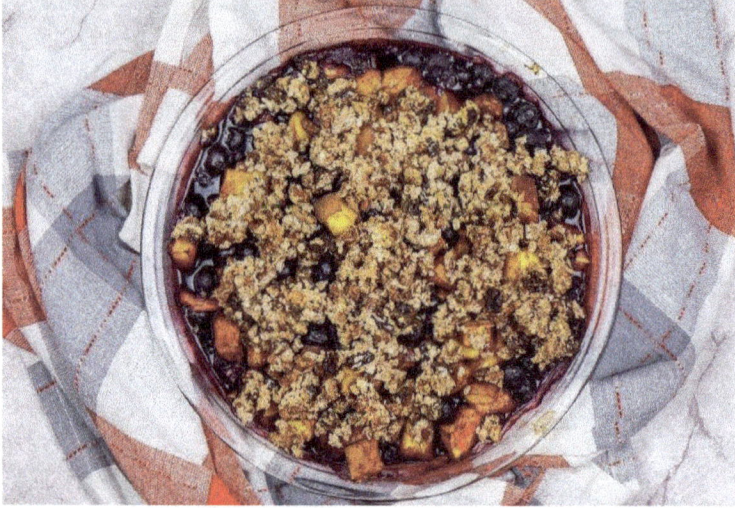

Portionen: 8

Zutaten

- 6 Tassen frische Pfirsiche, geschält und in Scheiben geschnitten

- 2 Tassen frische Blaubeeren

- ⅓ Tasse plus ¼ Tasse hellbrauner Zucker (separat aufbewahren)

- 2 Esslöffel Allzweckmehl

- 1 Esslöffel Zimt, geteilt

- 1 Tasse Haferflocken 3 Esslöffel Maisöl Margarine

Richtungen

a) Den Ofen auf 350 Grad Fahrenheit vorheizen.

b) Kombinieren Sie Pfirsiche und Blaubeeren in einer 2-Liter-Auflaufform.

c) Kombinieren Sie 13 Tassen braunen Zucker, Mehl und 2 Esslöffel Zimt in einer kleinen Rührschüssel. Pfirsiche und Heidelbeeren untermischen.

d) Kombinieren Sie in einem Rührbecken die Haferflocken, die restlichen 14 Tassen braunen Zucker und 1 Teelöffel Zimt. Margarine krümelig einschneiden, dann über das Obst streuen.

e) 25 Minuten backen, oder bis die Früchte gerade weich sind und die Sauce sprudelt.

86. Kakao-Haarkuchen

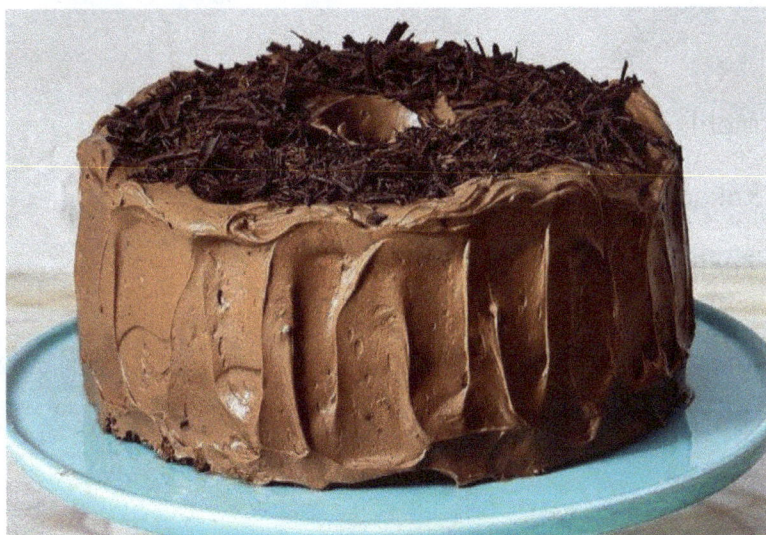

Portionen: 12

Zutaten

- $\frac{3}{4}$ Tasse Mehl, gesiebt

- $\frac{1}{4}$ Tasse Kakao

- $\frac{1}{4}$ Tasse Zucker

- 10 Eiweiß

- 1 Teelöffel Weinstein

- 1 Tasse Zucker

Richtungen

a) Den Ofen auf 350 Grad Fahrenheit vorheizen.

b) Mehl, Kakao und 14 Tassen Zucker zusammen sieben.

c) Das Eiweiß in einer separaten Schüssel schaumig schlagen. Den Weinstein unterschlagen, bis er fest, aber nicht trocken ist. 1 Esslöffel auf einmal, die Tasse Zucker unterheben.

d) Vanilleextrakt untermischen. Eine kleine Menge der über den Teig gesiebten Mehlmischung unterheben. Wiederholen, bis die gesamte Mehlmischung verwendet wurde.

e) Gießen Sie den Teig in eine 9-Zoll-Röhrenpfanne, die nicht geölt wurde, und backen Sie sie 45 Minuten lang.

f) Zum Abkühlen die Pfanne umdrehen und den Kuchen etwa 12 Stunden kopfüber aufhängen, nachdem er aus dem Ofen genommen wurde.

87. Hüttenkäse Käsekuchen

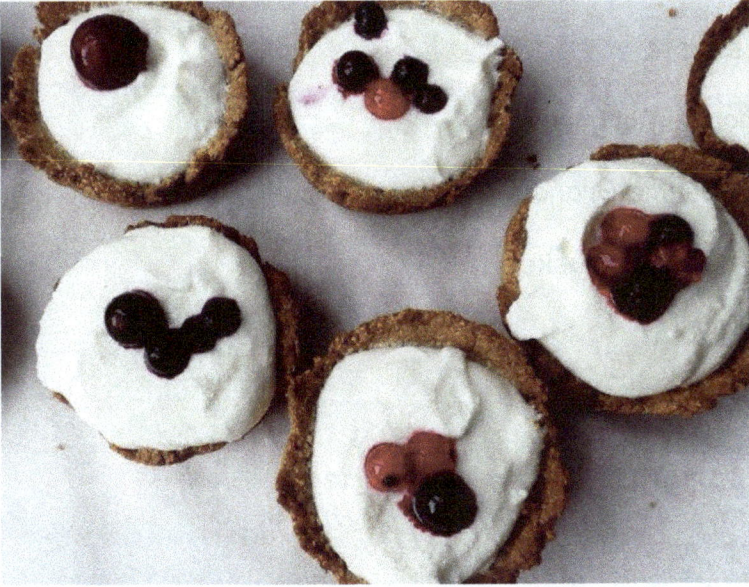

Portionen: 8

Zutaten für Kruste

- $\frac{1}{4}$ Tasse harte Margarine

- 1 Tasse fettarme Graham-Cracker-Krümel

- 2 Esslöffel weißer Zucker

- $\frac{1}{4}$ Esslöffel Zimt

Zutaten für Kuchen

- 2 Tassen fettarmer Hüttenkäse, püriert

- 2 Eier

- 3 Esslöffel Allzweckmehl

- 1 Teelöffel Vanilleextrakt

- $\frac{2}{3}$ Tasse weißer Zucker ODER $\frac{1}{3}$ Tasse Zuckermischung

Richtungen

a) Den Ofen auf 325 Grad Fahrenheit vorheizen.

b) Schmelze die Butter. Kombinieren Sie Graham-Cracker-Krümel, Zucker und Zimt in einer Rührschüssel. Füllen Sie eine 10-Zoll-Springform zur Hälfte mit dem Teig.

c) Hüttenkäse in einer Küchenmaschine pürieren.

d) Milch, Eier, Mehl, Vanille und Zucker einrühren, bis alles gut vermischt ist. Gießen Sie die Mischung in die Tortenkruste. 60 Minuten im Ofen backen.

88. Hafer und Kürbiskuchen

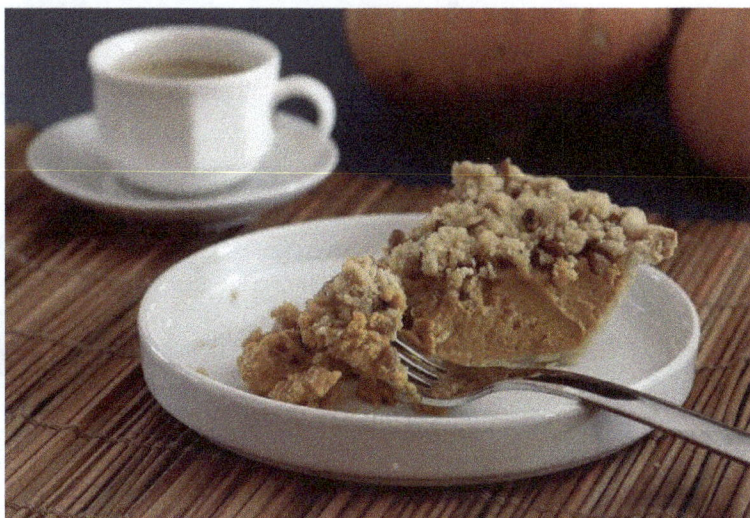

Portionen: 8

Zutaten für Tortenboden

- 1 Tasse schnell kochender Hafer
- $\frac{1}{4}$ Tasse Vollkornmehl
- $\frac{1}{4}$ Tasse gemahlene Mandeln
- 2 Esslöffel brauner Zucker
- $\frac{1}{4}$ Teelöffel Salz
- 3 Esslöffel Pflanzenöl
- 1 Esslöffel Wasser

Zutaten für Tortenfüllung

- $\frac{1}{4}$ Tasse verpackter brauner Zucker ODER $\frac{1}{8}$ Tasse brauner Zuckermischung
- $\frac{1}{2}$ Teelöffel gemahlener Zimt
- $\frac{1}{4}$ Teelöffel gemahlene Muskatnuss
- $\frac{1}{4}$ Teelöffel Salz
- 1 Ei, geschlagen
- 4 Teelöffel Vanille
- 1 Tasse Dosenkürbis
- $\frac{2}{3}$ Tasse evaporierte Magermilch

Richtungen

a) Heizen Sie den Ofen auf 425 Grad Fahrenheit vor.

b) In einer kleinen Rührschüssel Haferflocken, Mehl, Mandeln, Zucker und Salz mischen.

c) Öl und Wasser mit einer Gabel oder einem kleinen Schneebesen in einem Messbecher emulgieren.

d) Kombinieren Sie das Öl und die trockenen Zutaten gründlich. Bei Bedarf kann eine kleine Menge Wasser hinzugefügt werden, um die Mischung zusammenzuhalten.

e) Heizen Sie den Ofen auf 350 ° F vor und drücken Sie den Teig in eine 9-Zoll-Kuchenform. 8 bis 10 Minuten backen oder bis sie hellbraun sind. Reduzieren Sie die Temperatur des Ofens auf 350 Grad Fahrenheit.

f) In einer Rührschüssel Zucker, Zimt, Muskatnuss und Salz mischen. Eier und Vanilleextrakt untermischen, um die Zutaten zu kombinieren.

g) Kombinieren Sie den Kürbis und die Milch in einer Rührschüssel. In den vorbereiteten Tortenboden gießen.

h) 45 Minuten backen oder bis ein in der Mitte des Kuchens eingesetztes Messer sauber herauskommt.

89. Strukturiertes Bananeneis

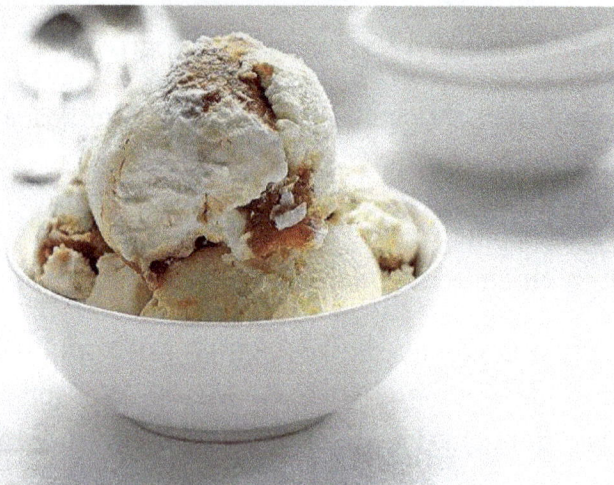

Portionen: 1

Zutaten

- sehr reife mittelgroße Banane

Richtungen

a) Schneiden Sie die Banane nach dem Schälen in Stücke.

b) Frieren Sie die Stücke auf einem Teller im Gefrierschrank für mindestens eine Stunde unbedeckt ein.

c) Wenn Sie servierbereit sind, nehmen Sie die Banane aus dem Gefrierschrank und pürieren oder verarbeiten Sie die gefrorenen Stücke, bis sie glatt sind, und kratzen Sie die Seiten des Behälters nach Bedarf ab.

d) Die Textur wird glatt und cremig, wenn die Bananen etwas auftauen.

90. Mini-Brownie-Häppchen

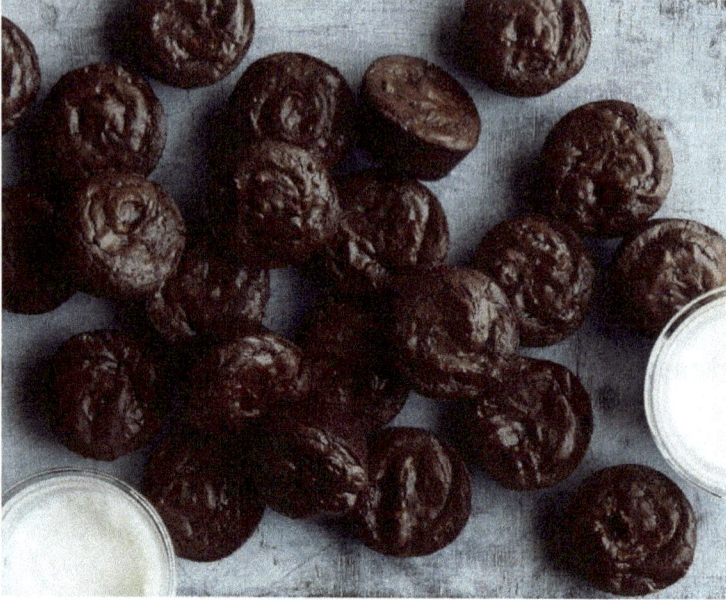

Portionen: 18

Zutaten

- 1 Tasse halbsüße Schokoladenstückchen

- 1 Dose Kichererbsen, abgespült und abgetropft

- 2 Eier

- $\frac{1}{4}$ Teelöffel Zimt

- 2 Esslöffel Kakaopulver

- 1 Esslöffel Pflanzenöl

- 2 Teelöffel Vanilleextrakt

- $\frac{1}{2}$ Tasse verpackter brauner Zucker oder $\frac{1}{4}$ Tasse brauner Zuckermischung

- $\frac{1}{2}$ Teelöffel Backpulver

- $\frac{1}{2}$ Teelöffel Salz

Richtungen

a) Ofen auf 325 Grad Fahrenheit vorheizen. Ein Mini-Muffinblech mit Kochspray einfetten.

b) In einem Topf bei mittlerer Hitze Schokoladenstückchen schmelzen. Rühren, bis alle Chips geschmolzen sind. Aus der Gleichung entfernen.

c) Kichererbsen sollten gespült und abgelassen werden. Alles zusammen in einem Mixer pürieren. Mischen, bis es vollständig glatt ist. Bis auf die Schokolade alle anderen Zutaten in einem Mixer pürieren. Mischung. Die geschmolzene Schokolade unterrühren, bis der Teig dickflüssig und gut vermischt ist.

d) Mini-Muffinförmchen zur Hälfte mit Brownie-Teig füllen.

e) 20 Minuten backen.

f) Legen Sie die Brownies einige Minuten zum Abkühlen beiseite, bevor Sie sie aus der Pfanne nehmen und auf ein Kühlregal stellen.

91. Erdbeerkeks

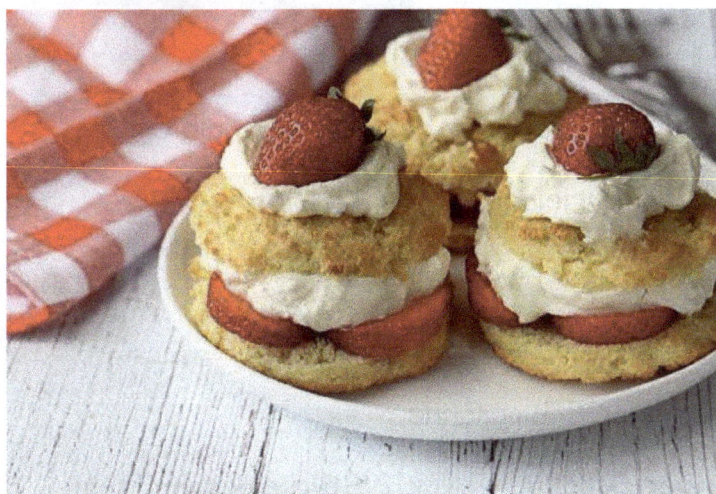

Portionen: 12

Zutaten

- 2 Pints Erdbeeren, gewaschen, geschält und halbiert

- $\frac{1}{2}$ Tasse Erdbeermarmelade

- $\frac{1}{4}$ Tasse Honig

- 1 Esslöffel Zitronensaft

- 3 Tassen fettfreier Schlagsahne

- 1 Laib fettfreier Sandkuchen, in 12 Stücke geschnitten

Richtungen

a) Ein paar Erdbeeren als Garnitur zurückbehalten.

b) In einem mittelgroßen Mischbecken Erdbeeren, Konfitüre, Honig und Zitrone gründlich mischen.

c) Auf einen Dessertteller 1 Stück Sandkuchen legen.

d) Mit einem Klecks Schlagsahne und einer Prise Erdbeermischung abschließen.

e) Sofort nach dem Garnieren mit Erdbeeren servieren.

92. Mandel-Aprikosen-Makronen

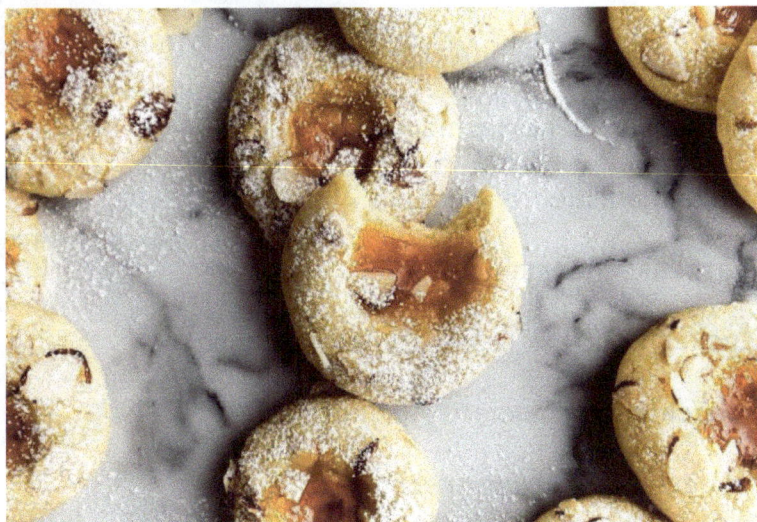

Portionen: 16

Zutaten

- 2 Esslöffel Matzenkuchenmahlzeit

- $\frac{3}{4}$ Tasse ganze blanchierte Mandeln

- $\frac{3}{4}$ Tasse Matzenkuchenmahlzeit

- $\frac{3}{4}$ Tasse Zucker ODER $\frac{3}{8}$ Tasse Zuckermischung

- $\frac{1}{2}$ Tasse gehackte getrocknete Aprikosen

- 1 Teelöffel geriebene Orangenschale

- $\frac{1}{2}$ Teelöffel Mandelextrakt 3 große Eiweiße

Richtungen

a) Den Ofen auf 325 Grad Fahrenheit vorheizen. Streuen Sie 2 Esslöffel Matzenkuchenmehl auf ein mit Pergamentpapier ausgelegtes Backblech.

b) In einer Küchenmaschine die Mandeln 3 bis 4 Mal pulsieren oder bis sie fein gehackt sind.

c) In einem trockenen Messbecher 34 Tassen Matzo-Kuchenmahlzeit leicht löffeln; Ebene mit einem Messer.

d) Mandeln 3- bis 4-mal pulsieren oder nur bis sie mit 34 Tassen Matzo-Kuchenmehl, Zucker und den restlichen Zutaten vermischt sind. Es wird eine klebrige Mischung sein.

e) Teig in 16 Portionen mit mit Matzenmehl bestäubten Händen teilen.

f) Machen Sie eine Birnenform, indem Sie jeden Teil zu einer Kugel rollen und die Spitzen zusammendrücken.

g) Auf ein vorbereitetes Backblech legen.

h) 20 Minuten backen oder bis sie leicht gebräunt sind.

93. Gefrosteter Karottenkuchen

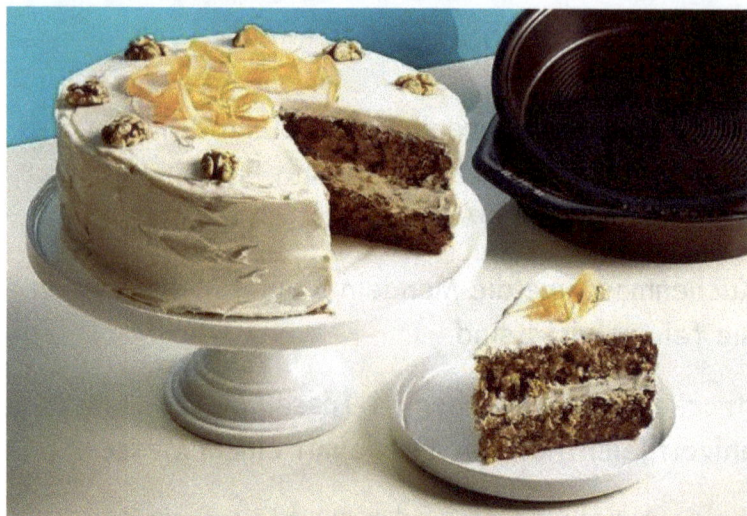

Portionen: 16

Zutaten

- $\frac{1}{2}$ Tasse gehackte Walnüsse

- 20-Unzen-Dose zerkleinerte Ananas

- 2 Tassen Vollkornmehl

- 2 Teelöffel Backpulver

- $\frac{1}{2}$ Teelöffel Salz

- 2 Teelöffel gemahlener Zimt

- 6 Eiweiß oder $\frac{3}{4}$ Tasse cholesterinfreier Ei-Ersatz

- 1 Tasse Zucker ODER $\frac{1}{2}$ Tasse Zuckermischung

- $\frac{3}{4}$ Tasse fettfreie Buttermilch

- $\frac{1}{2}$ Tasse Rapsöl

- 1 Teelöffel Vanilleextrakt

- 2 Tassen geriebene Karotten (4-6 mittelgroß)

- Glasur

Richtungen

a) Den Ofen auf 350 Grad Fahrenheit vorheizen.

b) In einer kleinen Backform Walnüsse im Ofen rösten, bis sie duften.

c) Drücken Sie die Feststoffe aus der Ananas in einem Sieb, das über einer Schüssel steht. Die abgetropfte Ananas und 14 Tassen Saft sollten aufbewahrt werden.

d) In einem mittelgroßen Rührbecken Mehl, Natron, Salz und Zimt mischen.

e) In einem großen Rührbecken Eier, Zucker, Buttermilch, Öl, Vanille und die zurückbehaltenen 14 Tassen Ananassaft verquirlen, bis alles gut vermischt ist.

f) Kombinieren Sie die Ananas und Karotten in einer Rührschüssel.

g) Mischen Sie die trockenen Zutaten mit einem Gummispatel unter, bis sie sich kaum noch verbunden haben. Die Nüsse hinzugeben und gut vermischen.

h) Kratzen Sie den Teig in die vorbereitete Pfanne und verteilen Sie ihn gleichmäßig. 45 Minuten backen oder bis die Oberseite des Kuchens bei leichter Berührung zurückspringt. Abkühlen lassen.

i) In der Zwischenzeit die Kokosnuss in eine kleine Backform geben und bei 300 Grad 5 bis 10 Minuten rösten, dabei mehrmals umrühren.

j) In einer Rührschüssel Frischkäse, Puderzucker und Vanille mit einem elektrischen Mixer glatt und cremig schlagen.

k) Nachdem der Kuchen abgekühlt ist, die Glasur darauf verteilen. Kokosnuss sollte darüber gestreut werden.

94. Rosinenmuffin ohne Öl

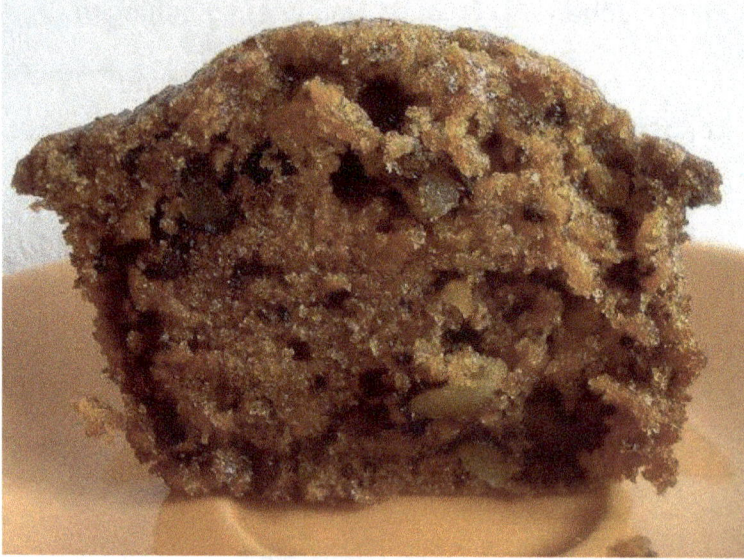

Portionen: 10

Zutaten

- 2 Eiweiß

- $\frac{1}{2}$ Tasse Magermilch

- $\frac{1}{3}$ Tasse zerkleinerte Karotten

- $1\frac{1}{2}$ Tasse Vollkornmehl

- $\frac{1}{4}$ Tasse brauner Zucker

- $\frac{1}{4}$ Tasse Melasse

- 2 Teelöffel Backpulver

- $\frac{1}{2}$ Tasse Rosinen

Richtungen

a) Den Ofen auf 400 Grad Fahrenheit vorheizen.
    Papierförmchen sollten verwendet werden, um
    Muffinformen auszukleiden.

b) In einer Rührschüssel Eiweiß, Milch und Karotten verquirlen.
    Mehl, braunen Zucker, Melasse und Backpulver einrühren,
    bis es gerade feucht ist. Die Rosinen hinzugeben und gut
    vermischen. Der Teig wird eine klumpige Textur haben.

c) Muffinförmchen zu 2/3 mit Teig füllen. 20 Minuten im Ofen
    backen

d) So schnell wie möglich aus der Pfanne nehmen.

95. Bananenkleie-Muffins

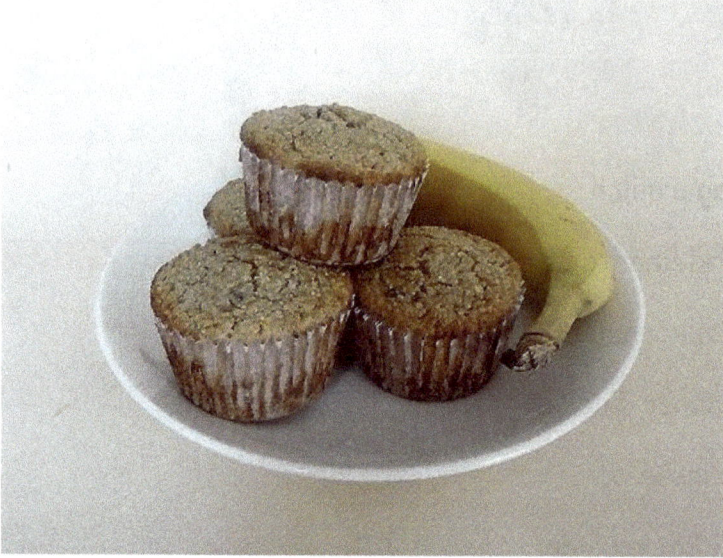

Portionen: 12

Zutaten

- 2 große Eier

- ⅔ Tasse verpackt hellbrauner Zucker

- 1 Tasse zerdrückte reife Bananen

- 1 Tasse Buttermilch

- 1 Tasse unverarbeitete Weizenkleie

- ¼ Tasse Rapsöl

- 1 Teelöffel Vanilleextrakt

- 1 Tasse Vollkornmehl

- ¾ Tasse Allzweckmehl

- 1 ½ Teelöffel Backpulver

- ½ Teelöffel Natron

- ¼ Teelöffel Salz

- ½ Teelöffel gemahlener Zimt

- ½ Tasse Schokoladenstückchen (optional)

- ⅓ Tasse gehackte Walnüsse (optional)

Richtungen

a) Den Ofen auf 400 Grad Fahrenheit vorheizen. Besprühen Sie 12 Muffinformen mit Antihaft-Kochspray.

b) In einem mittelgroßen Rührbecken die Eier und den braunen Zucker glatt rühren. In einer großen Rührschüssel Bananen, Buttermilch, Kleie, Öl und Vanilleextrakt vermischen.

c) Mischen Sie in einer großen Rührschüssel Vollkornmehl, Allzweckmehl, Backpulver, Natron, Salz und Zimt.

d) Fügen Sie die feuchten Zutaten hinzu und verquirlen Sie kurz mit einem Gummispatel, um die trockenen Zutaten zu befeuchten.

e) Bei Verwendung Schokoladenstückchen unterrühren.

f) Den Teig in die vorbereiteten Muffinförmchen füllen.

g) Backen Sie die Muffins für 15 bis 25 Minuten oder bis die Oberseiten goldbraun sind und bei leichter Berührung zurückspringen.

h) Lösen Sie die Ränder der Muffins und legen Sie sie vor dem Servieren auf ein Kuchengitter, um sie etwas abzukühlen.

i) Walnüsse darüber streuen.

96. Käsekuchen-Cupcakes

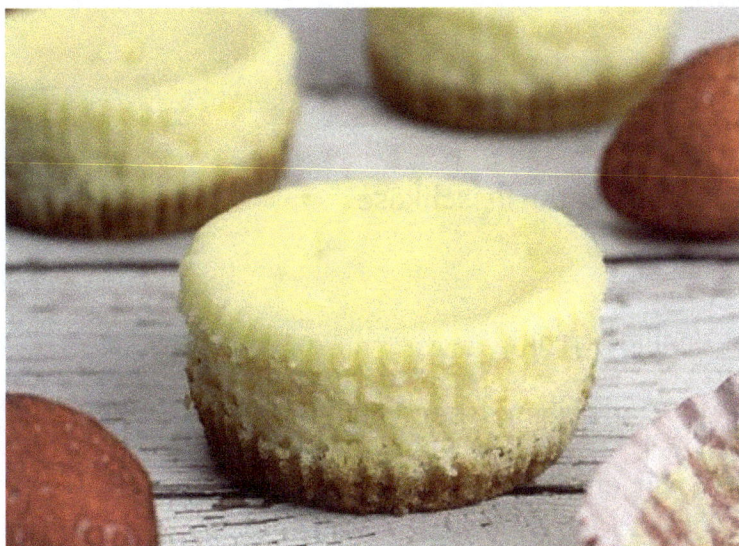

Ausbeute: 12 Portionen

Zutaten

- 12 Lebkuchenplätzchen

- 8 Unzen fettreduzierter Frischkäse

- 1/4 Tasse Zucker

- 1 Teelöffel Vanilleextrakt

- 6 Unzen fettfreier griechischer Vanillejoghurt

- 2 Teelöffel Orangenschale

- 2 Eiweiß

- 1 Esslöffel Allzweckmehl

Richtungen:

a) Den Ofen auf 350 Grad Fahrenheit vorheizen.

b) In jede Cupcake-Förmchen einen Gingersnap legen.

c) Mit einem elektrischen Mixer Frischkäse, Zucker und Vanille vorsichtig glatt rühren.

d) In einer separaten Schüssel Joghurt, Orangenschale, Eiweiß und Mehl verquirlen, bis sie kaum vermischt sind.

e) Die Hälfte des Teigs in Muffinförmchen füllen.

f) Backen Sie für 20-25 Minuten oder bis sie fast in der Mitte fest geworden sind.

g) Kühlen Sie für mindestens 1 Stunde nach dem Abkühlen auf Raumtemperatur. Dienen.

97. Florentiner Süßkartoffeln

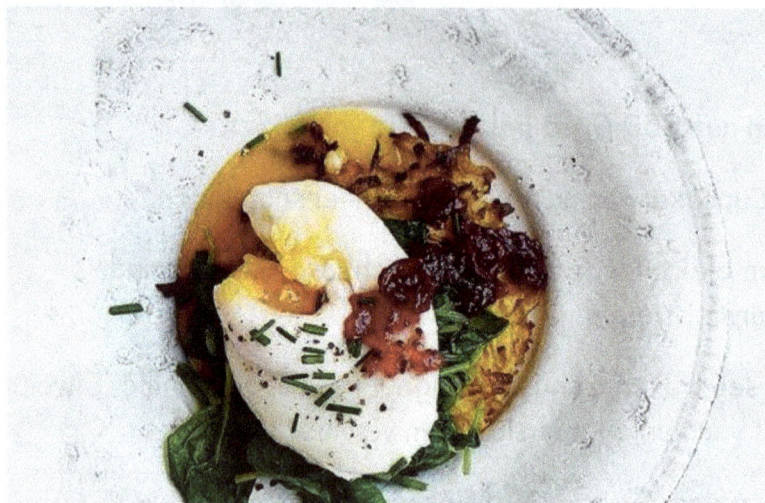

Ausbeute: 4 Portionen

Zutaten

- 4 mittelgroße Süßkartoffeln

- 2, 10-Unzen-Pakete Spinat

- 1 Esslöffel Olivenöl

- 1 Schalotte, gehackt

- 2 Knoblauchzehen, gehackt

- 6 sonnengetrocknete Tomaten, gewürfelt

- 1/4 Teelöffel Salz

- 1/4 Teelöffel schwarzer Pfeffer

- 1/4 Teelöffel rote Paprikaflocken

- 1/2 Tasse teilentrahmter Ricotta-Käse

Richtungen:

a) Den Ofen auf 400 Grad Fahrenheit vorheizen.

b) Legen Sie die Süßkartoffeln auf ein vorbereitetes Backblech, nachdem Sie sie mit einer Gabel durchstochen haben.

c) 45-60 Minuten backen oder bis die Kartoffeln gar sind. Zeit zum Abkühlen lassen.

d) Die Kartoffeln mit einem Messer in der Mitte teilen und das Kartoffelfleisch mit einer Gabel auflockern, dann beiseite stellen.

e) In einer großen Bratpfanne das Öl bei mittlerer Hitze erhitzen. 2-3 Minuten kochen, oder bis die Schalotten weich sind.

f) Kochen Sie für weitere 30 Sekunden oder bis der Knoblauch aromatisiert ist.

g) Kombinieren Sie in einer großen Rührschüssel den abgetropften Spinat, die Tomaten, das Salz, den schwarzen Pfeffer und die roten Pfefferflocken. Weitere 2 Minuten kochen.

h) Vom Herd nehmen und zum Abkühlen beiseite stellen.

i) Den Ricotta-Käse in die Spinatmischung einarbeiten.

j) Die Spinatmischung auf den geteilten Süßkartoffeln servieren. Genießen!

98. Karotten-Muffin-Tops

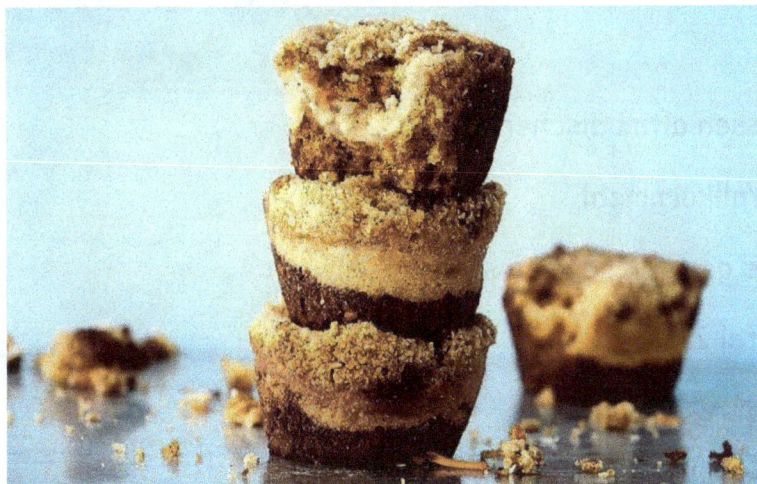

Ausbeute: 24 Portionen

Zutaten

a) 2 1/4 Tassen altmodischer Hafer

b) 1 Tasse Vollkornmehl

c) 1/2 Tasse gemahlener Leinsamen

d) 2 Teelöffel Zimt

e) 1/2 Teelöffel Muskatnuss

f) 1/2 Teelöffel Natron

g) 1/2 Teelöffel Salz

h) 1 Tasse ungesüßtes Apfelmus

i) 1/2 Tasse Honig oder reiner Ahornsirup

j) 1 großes Ei

k) 2 Teelöffel Vanilleextrakt

l) 1/4 Tasse ungesalzene Butter, geschmolzen

m) 2 mittelgroße Karotten, gerieben

n) 1 großer Apfel, gerieben

Richtungen:

a) Den Ofen auf 350 Grad Fahrenheit vorheizen.

b) Zwei Backbleche mit Pergamentpapier auslegen.

c) Haferflocken, Mehl, Leinsamen, Zimt, Muskatnuss, Natron und Salz in einer großen Rührschüssel mischen.

d) Kombinieren Sie Apfelmus, Honig, Ei und Vanilleextrakt in einem mittelgroßen Rührbecken. Die Butter schmelzen und zu der Mischung geben.

e) Kombinieren Sie die nassen und trockenen Komponenten, indem Sie sie miteinander verrühren. In einer großen Rührschüssel die geriebenen Karotten und den Apfel mischen.

f) Schaufeln Sie den Teig auf das vorbereitete Backblech und glätten Sie ihn mit einem 1/4 Tassenmaß.

g) Backen Sie für 14-15 Minuten oder bis sie leicht gebräunt und fest sind. Vor dem Servieren abkühlen lassen.

99. Pfirsich Dessertkuchen

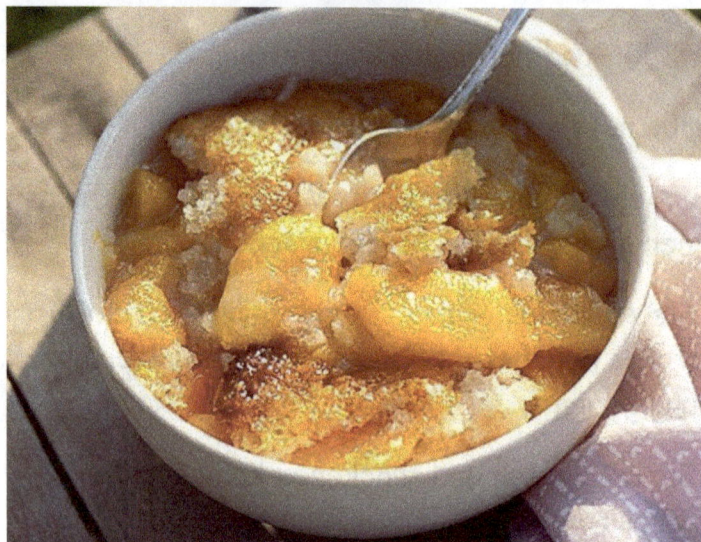

10 Portionen

Zutaten

- 2/3 Tasse Splenda, granuliert

- 1/3 Tasse Zucker

- 1 Tasse Mehl

- 2 Teelöffel Backpulver

- 1 Tasse Magermilch

- 214 Unzen. Dosen geschnittene Pfirsiche gesüßt

- 4 Esslöffel leichte Wannenmargarine

Richtungen:

a) In einer 9 x 13-Zoll-Auflaufform die Margarine schmelzen.

b) In einer Rührschüssel Splenda, Zucker, Mehl und Backpulver verquirlen.

c) Magermilch einrühren, bis alles gut vermischt ist.

d) Die restliche Margarine auf die Mischung in der Auflaufform tupfen.

e) Pfirsiche über den Teig gießen.

f) 30-35 Minuten bei 400°F backen.

100. Herzgesunder Kaffeekuchen

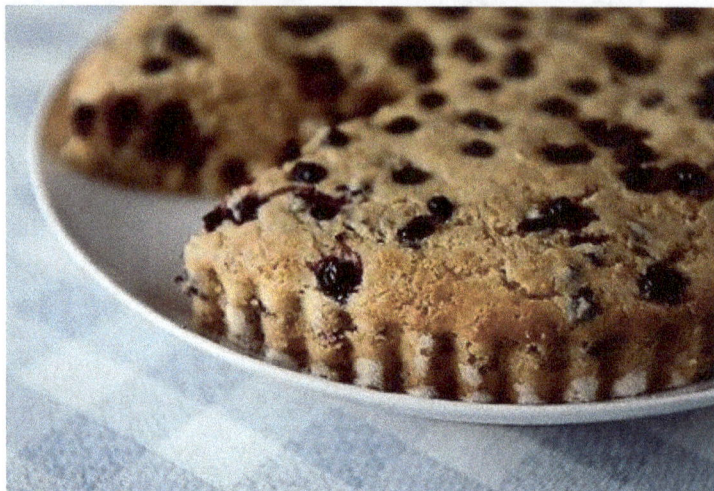

Zutaten

- 1/2 Tasse Herzgesunde weiche Wannenmargarine, aufgeweicht

- 4 Unzen. fettfreier Frischkäse

- 1 Tasse Zucker

- 1 Ei

- 1 Tasse Allzweckmehl

- 1 Teelöffel Backpulver

- 1/2 Teelöffel Salz

- 1 Teelöffel Vanilleextrakt

- 2 Tassen Heidelbeeren

- Kochspray

- 2 Esslöffel Zucker

- 1 Teelöffel gemahlener Zimt

Richtungen:

a) Mit einem elektrischen Mixer Margarine und Frischkäse glatt rühren.

b) Fügen Sie nach und nach 1 Tasse Zucker hinzu und schlagen Sie nach jeder Zugabe gut. Fügen Sie das Ei hinzu und mischen Sie es gründlich.

c) In einer separaten Schüssel Mehl, Backpulver und Salz mischen; unter die Margarinemischung heben. Gießen Sie den Vanilleextrakt hinein. Zum Schluss die Beeren unterheben.

d) Heizen Sie den Ofen auf 350 ° F vor und bürsten Sie eine 9-Zoll-Kuchenform mit Kochspray; teig in die pfanne gießen.

e) Zucker und Zimt über den Teig streuen.

f) 1 Stunde backen und dann auf einem Kuchengitter abkühlen.

FAZIT

Wenn Sie verarbeitete, natriumreiche Lebensmittel reduzieren, werden Sie möglicherweise feststellen, dass Lebensmittel anders schmecken. Es kann einige Zeit dauern, bis sich Ihr Gaumen daran gewöhnt hat. Aber sobald dies der Fall ist, werden Sie vielleicht feststellen, dass Sie die DASH-Art des Essens bevorzugen. Dieses Kochbuch mit seinen leckeren Rezepten macht es Ihnen leicht!

9 781803 509938